KB272749

통합의학 안에서의 미술치료

통합의학 안에서의 미술치료

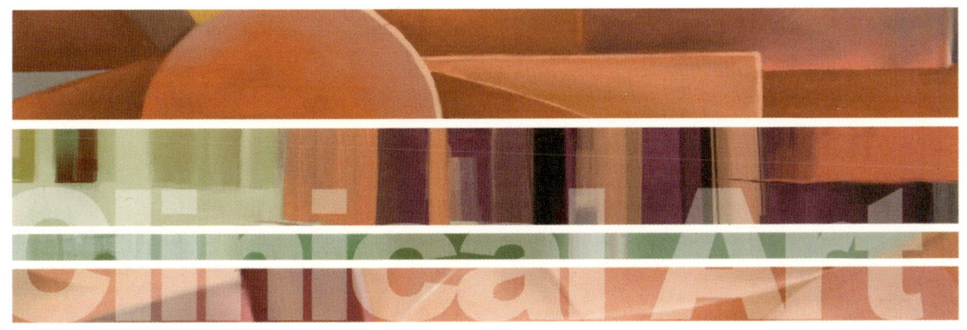

개정판

통합의학 안에서의 미술치료

김선현 지음

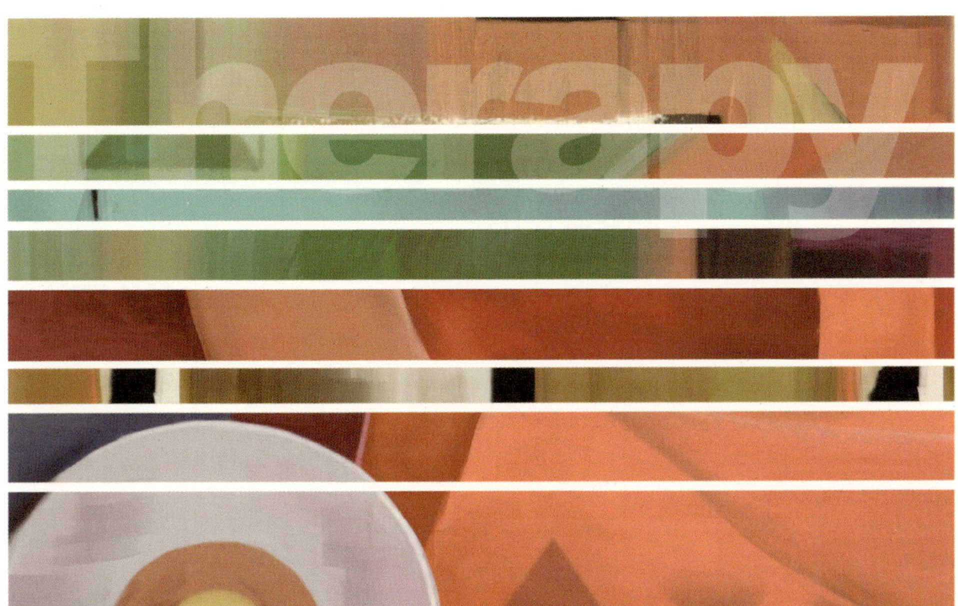

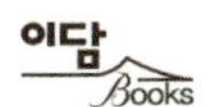

최근 국제보건기구(WHO)에서는 건강에 대한 정의를 종래의 "건강의 상태는 육체적·정신적·사회적으로 건강함을 말한다."에서 "육체적·정신적·사회적으로 건강할 뿐만 아니라 영적으로도 건강해야 참으로 건강하다고 할 수 있다."고 새롭게 규정하였다. 지금까지의 의학은 '병 중심의 의학'이었기 때문에 질병과 건강관리는 주로 의료인들의 손에 맡겨 왔으나, 21세기에 접어들면서 '건강 중심의 의학'으로 그 축이 옮겨지고 있으며, 이러한 추세에 편승하여 제도권 의료계 밖의 많은 비의료인들이 건강증진에 관한 연구와 시술에 참여하는 현상이 확산일로에 있다.

최근 의료계와 일반인들 사이에서 대체의학이라는 말이 자연스럽게 사용되기 시작했다. 대체의학은 이제 그 개념과 원리에서뿐만 아니라 임상치료에서 부작용이 없거나 적은 전인적 치유가 가능함을 보여 줌으로써 일반 의학계에서도 여러 치료 방법을 채택하고 있으며 현대의학의 흐름에 새로운 방향을 제시하고 있다.

대체의학이란 한마디로 인간의 온갖 질병과 고통을 자연의 치유능력에 맞추어 조율해 주고 복원해 주는 의학이다. 그러기 위해서는 인체의 면역 기능과 회복능력을 증강시켜 주는 여러 가지 자연적인 접근방식을 동원하게 되며, 환자를 전체성을 가진 인간으로 보고 그 신체적인 병변 부위에만 치중하는 치료가 아니라 정신적, 사회적, 환경적인 부분까지 관찰하여 조화를 이루게 하는 치료를 행한다. 대체의학은 현대 의학의 급속한 발전에도 불구하고 많은 사람들이 고통을 겪는 불치병이나 난치병을 극복하기 위한 대안적인 의학으로 발전해 왔다. 대체의학의 치료법에는 식이요법, 생약요법, 자연요법, 운동치료, 예술치료 등 여러 가지가 있으며, 이 중 예술치료 중의 하나인 미술치료는 스트레스 완화를 위한 심신의학으로서 갈수록 비중이 높아지고 있다.

심신의학치료법의 하나인 미술치료는 예방적 효과뿐만 아니라 치료에 대해 자신이 컨트롤할 심신이완 등을 통해 스트레스를 완화시키므로 정서 상태 및 신체상태가 함께 개선됨을 볼 수 있다. 마음 상태와 면역의 상관관계는 치료 효과에서 차이가 난다.

이전에는 사람의 생리적 상태를 '건강과 질병'이라는 상대적이며 이분법적인 사고로 구분하였으나, 근래에는 건강과 질병 사이에 '불건강(不健康) 또는 미병(未病)'이라는 개념을 등장시켰다. "건강은 잃었으나 아직 병이 아닌 상태"가 곧 불건강/미병이라는 뜻이다. 이러한 불건강의 상태를 극복하는 것이 '참건강(Well Being)'인데 기존의 정통적(正統的, conventional) 제도권 의학은 질병을 찾아 제거하는 방향에서 놀라운 발전을 이룩하였으나 "참건강(Well Being)을 챙겨준다."는 측면에서는 많은 한계점을 느끼게 되었다. 참건강을 달성하기 위한 수단으로서 각 문화권에 전래되어 오는 전통의학(傳統醫學, Traditional Medicine)과 민간요법(民間療法, Folk Medicine)이 의료계 표면에 등장하게 되었고, 이들 전통의학과 민간요법을 통틀어 연구대상으로 삼는 의학이 보완대체의학(補完代替醫學, Complementary Alternative Medicine)이다. 보완대체의학의 주된 치료 대상이 불건강(미병)이며, 치료 목표가 '참건강(Well Being)의 달성'이다. 보완대체의학의 중요한 부분인 임상미술치료가 바로 이 부분에서 특정한 역할을 담당하게 된다.

미술치료는 지난 30여 년간 제도권의 정통의학체계 내에서 특히 정신의학이나 재활의학 분야에서 임상적으로 응용하고 있었기 때문에, 이미 제도권 의료체계에 접목이 되어 있었다고 할 수 있으며, 임상미술치료의 응용과 연구의 범위가 더 넓게 확대되어 보완대체의학 영역까지도 아우르게 되었다. 미술치료는 서양의학, 동양의학, 보완대체의학 모두에서 임상적 응용의 잠재력과 연구의 가능성을 이미 제시한 상황이기 때문에 모든 의학을 융합하는 통합의학의 일부로서 중요한 역할이 전망된다.

이 책이 발간된 이후 한국의 미술치료 시장은 양적, 질적으로 향상되었다. 그러나 아직도 의료현장에서 정착되는 사례가 많지 않다. '통합의학 안에서의 미술치료'가 독자들의 관심과 사랑으로 개정판을 출간하게 되었다. 지면을 통해 감사를 드린다. 모쪼록 이 책을 통해 통합의학 안에서 미술치료에 대한 이해를 돕고 임상 현장에서 도움을 줄 수 있기를 바란다.

2010년 6월

김선현

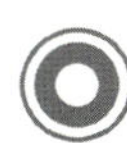

PART 01

보완대체의학과 미술치료

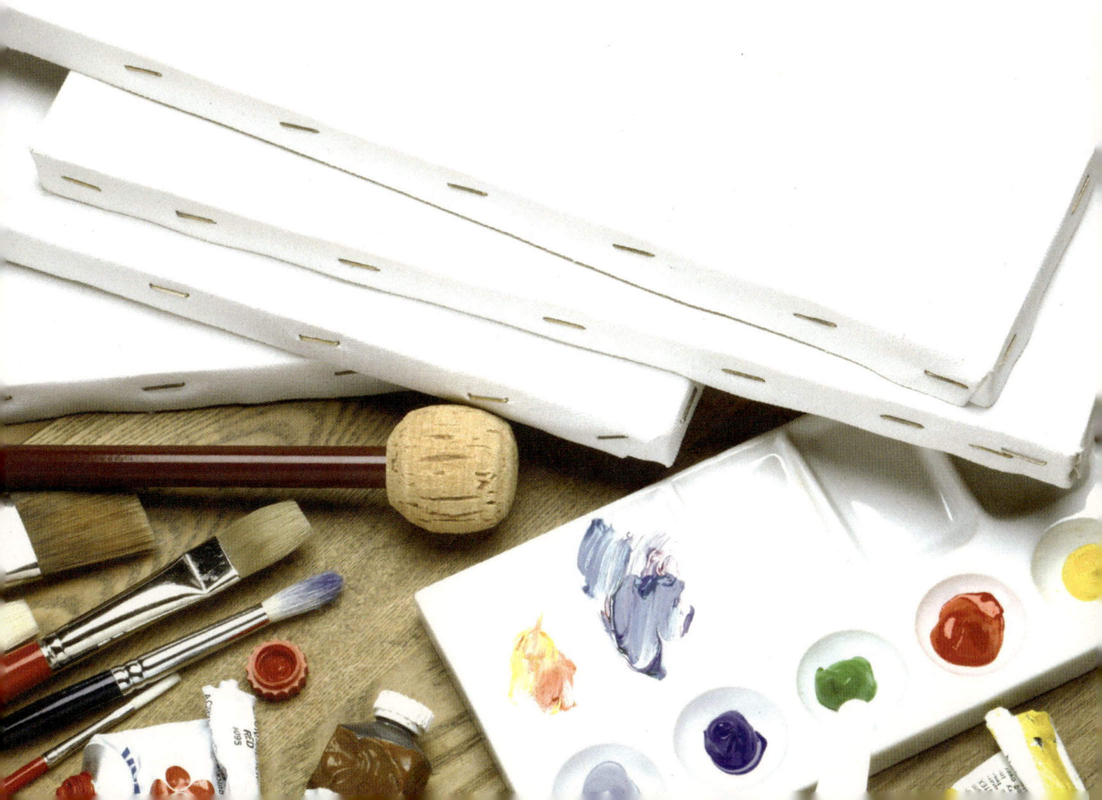

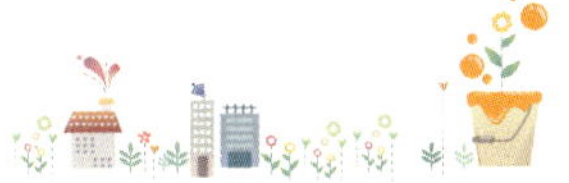

보완대체의학과 미술치료

1. 보완대체의학(CAM)의 개념

인간은 단순히 세포들의 집적물만은 아니다. 자연과 더불어 존재하는 생명체이며 자연의 창조물이다. 인간이 병들었다는 것은 자연과 그 창조물 사이의 관계에 문제가 생겼다는 의미이므로 병든 기관이나 조직만을 뜯어볼 것이 아니라 그를 둘러싼 주변의 모든 환경과 사회에도 관심을 갖고 살펴보아야 한다.

오늘날의 환경문제, 날로 심각해져 가는 대기오염과 공해물질의 범람은 인간의 생명에 광범위하면서도 깊은 영향을 미친다. 예컨대 지난 세기만 해도 세균감염에 의해 사망하는 경우가 제일 많았으나 이제는 스트레스, 오염물질, 영양불균형에 의한 질병으로 사망하는 경우가 대부분이다. 미국의 캘리포니아 대학 공중보건학과의 통계는 적어도 사망원인의 50%가 공해물질이나 환경오염과 관련이 있으며 감염에 의한 경우는 불과 3%에 불과하다고 밝히고 있다. 이와 같은 상황은 인간을 병적 상태로 만드는 환경적·사회적 요인을 가려내고 환자의 면역성과 저항력을 중요시하는 의학을 필요로 한다.

서양의학은 16세기 르네상스 이후 자연과학의 발달과 함께 3세기 동안 계통 해부학의 창시, 현미경의 발견, 세균학의 발달, 피르호(Virchow)의 세포병리학, 랭글리(Langly)의 자율신경학, 각종 화학약품 및 항생제의 발달, 외과적 요법의 발전, 진단학의 발전, 의공학의 발달 등의 눈부신 공적으로 인류의 건강증진과 유지에 크게 기여했다. 그러나 이러한 기계론적 접근방법이 서양의학자들로 하여금 은연중에 말단, 분석적 의학개념에 젖어들게 만들고 전체성 의학개념(Holistic medical concept)에서는 멀리하게 됨으로써 새로운 유형의 질환, 즉 대사성 질환, 면역 이상 질환, 신경 정신질환, 각종 만성 악성 질환, 퇴행성 질환과 같은 종합적이고도 내인성이고 만성적 경과의 질환이라는 벽에 부딪치게 되었다.

현대의학에서는 단편적이고 부분적인 분석으로 문제에 접근해 가는 방식이 지배적이다. 그러나 그러한 환원주의적 분석방법은 전체를 보는 통합적인 능력을 갖지 못한다. 과학에서는 기계적인 메커니즘의 발견과 원리에 기초를 둔 지식의 체계화가 무엇보다도 중요하지만, 인간의 질병을 다루는 의학에 있어서는 종합적이고 전인적인 접근방식이 필요하다. 미국의 노벨상 수상자인 폴링(L. C. Pauling) 박사는 현대의학의 너무 세분화된 전문성을 지적한 바 있다. 현대 의학적 방법은 인간의 건강을 증진하는 데 오히려 방해가 된다는 것이다. 또한 현대의학이 질병을 예방하고 교육하는 쪽에 관심을 두지 않는 이상 그 미래는 희망적이지 못할 것이라고 경고하고 있다.

실제로 의학의 메카라고 할 수 있는 미국의 경우 74세가 되기 전까지 3명 중 1명이 각종 암에 걸리고 매년 50만 명 이상이 뇌졸중으로 쓰러지며 3만 5천 명의 고혈압과 심장질환자가 발생한다는 통계가 나와 있다. 의학의 발달에도 불구하고 사람들이 병에 걸리는 비율은 점점 더 높아지고 있다. 특히 암이나 정신질환 등의 발병률이 꾸준히 증가하고 있으며 심장혈관질환도 약물요법이나 수술기법의 발달에 아랑곳없이 줄어들지 않는 실정이다. 이는 이들 질병이 현대인의 생활환경과 실생활, 스트레스, 환경오염, 방사선물질, 정신건강상태 등과 밀접하게 관련되어 있기 때문이다. 따라서 이러한 요인에 대한 인식 없이는 진정한 의학적 발전을 이룰 수 없다. 최근 들어 대체의학에 대한 관심과 연구가 활발해지는 것은 이와 같은 인식 때문이다.

통합의학 대체의학이란 한마디로 인간의 온갖 질병과 고통을 자연치유능력에 맞추어 조율하고 복원하는 의학이다. 그러기 위해 인체의 면역기능과 회복능력을 증강해 주는 여러 가지 자연적인 접근방식을 동원하고 있다. 즉 환자를 전체성을 가진 인간으로 보고, 그 신체적인 병변 부위에만 치중하는 치료가 아니라 정신적·사회적·환경적인 부분까지 관찰하여 조화를 이루게 하는 치료를 행한다. 폐렴환자를 예로 들면, 현대 의학적 치료법은 폐렴균을 죽일 수 있는 항생제를 투여하는 것이다. 이에 비해 자연 의학적 치료법은 환자가 폐렴균에 노출되었을 때 병균의 침입에 저항하지 못한 면역기능의 허점을 중요시한다. 따라서 면역성이 떨어진 원인을 찾아내어 저하되어 있는 치유능력을 높여 주는 여러 가지 대체의학적 방법들을 동원한다. 이는 항생제의 부작용을 막고 면역성의 저하를 방지해 또다시 병균에 노출되더라도 스스로 이겨낼 수 있도록 해 준다.

대체의학(Alternative medicine)이란 정통의학, 제도권의학(Orthodox medicine)을 대신한다는 의미로 만들어진 말인데 다른 명칭으로는 정통의학의 어떤 부분을 보충해 준다는 의미로 '보완의학(Complementary medicine)', 서구적 전통의학 또는 주류 의학(Conventional medicine)에 대비되기 때문에 '비전통 의학(비주류 의학, Unconventional medicine)', 제3의학(Third line medicine)이라고도 한다. 그리고 치유 방법의 특징이 사람의 전체를 보면서 치료하기 때문에 '전인의학(全人醫學, Wholistic or Holistic medicine)', 인간의 질병을 자연의 치유 능력에 맞추어 조율해 주고 복원시켜 주는 의학이라는 의미로 '자연의학(Natural medicine)'이라고도 불린다.

모두 의의 있는 명칭들이며 어느 관점을 중요시하느냐에 따라 적절히 불릴 수 있으나 최근 미국 국립의료원 산하 보완대체의학 연구소의 공식 명칭은 '보완대체의학(CAM, Complementary Alternative Medicine)'이라고 규정하고 있다.

대체의학의 정의 또한 다양하지만 대체로 인체를 종합적이고 전인적인 방법으로 고찰하여 질병을 예방하고 치유하고자 하는 의학의 한 분야로 보는 것이 타당하며, 미국 국립 보완대체의학 연구소에서는 "다양한 범위의 치료 철학, 접근 방식, 치료법들을 포괄하는 것으로 의과대학이나 병원에서 일반적으로 교육하거나 사용하지 않고, 의료보험을 통해 수가가 지급되지 않는 치료나 진료 행위"라고 정의 내리고 있다. 지금까지의 서양의학 또는 정통의학은 서양 철학과 과학 문명의 발전에 기초를 두어 분석적이고 합리적인 방식과 사고로 의학을 발전시켜 왔으며 인간의 질병을 다루어 왔다. 이러한 지금까지의 정통 의학 또는 제도권 의학은 인류를 질병에서 어느 정도 해방시켜 주었으나 수많은 노력에도 불구하고 분석적이고 합리적인 학문적 사고방식으로 인체를 지나치게 세분화하여 인체에 대한 전체적인 접근의 중요성을 상실하게 하였으며, 기계와 화학약품에 대한 의존비율을 지나치게 높여 의료비를 높이고 인체 부작용을 심화시킴과 아울러 의료의 비인간화 및 치료방법에 대하여 사고의 기계적 고착화를 불러 더 나은 치유를 기대하는 사람들에게 걸림돌로 작용하고 있다.

대체의학에서는 서양의학에 비해 보다 전인적이고 포괄적인 치료이론을 지니고 있다. 이러한 동양의학의 특징은 질병을 치료하는 것보다 환자를 치료하는 데 더 중점을 두기 때문에 새로운 유형의 질환에는 보다 더 우수한 잠재성과 능력을 갖추게 된다. 그래서 최근 서양의학이 한계를 느끼고 있는 각종 만성, 성인병 군에서 활약을 보이고 있는 것이다.

인간의 질병을 다루는 의학은 종합적이고 전인적인 접근 방식이 적용되어야 완전한 건강을 되찾을 수 있다는 관점의 치유개념이 최근 중요한 문제로 제기되면서 다양한 건강 증진 및 치료 방식이 대두되었고 널리 연구되고 있다.

보완대체의학은 바로 인간을 전인적인 관점에서 바라보면서 건강을 증진시키고 질병을 예방하며 치료하고 후유증을 최소화하고자 하는 의학으로서, 현대의료의 큰 축을 담당했던 기존의학과 더불어 또 다른 한 축을 담당하게 될 것이다. 실제 대체의학에서 사용되는 많은 방법들 중에서는 치료 효과가 뛰어난 것이 많이 있다. 이러한 것이 아직 증명되지 않았거나 이상하다고 해서 묻히는 경우가 있어서도 안 되며, 무시되어서도 안 된다. 오히려 적극 발굴하고 연구하여 쓸모 있는 의학의 한 분야로 발전시켜 나가야 하는 것이 올바른 길이라고 본다.

실제로 동양에서 예로부터 많이 이용되는 '침구학'은 이제 그 효용성이 인정되어 세계적으로 널리 이용되고 있고 침을 이용한 다양한 치료 방법들이 개발되고 있다. 약초(herb)를 이용한 치료제들도 많이 개발되어 치료 상품으로 나왔는데 예를 들면 마늘은 암 예방 및 치료에 유용하다는 것이 이미 세계적인 논문으로 증명되었고, 은행나무 잎에서 추출한 성분은 혈액을 맑게 하며, 유럽 등지에서 경도의 우울증 등에 널리 이용되고 있는 것처럼 오랜 옛날부터 혹은 대체의학적인 약초요법에서 쓰고 있는 것들이 실제 그 효능 및 기전이 밝혀져서 정통의학의 분야에서도 많이 이용되고 있는 것이다. 그 외 '아로마 요법',

'카이로프랙틱', '생약 요법' 등 수많은 대체의학적 방법들이 세상 밖으로 나와
서 그 역할들을 해내고 있는 것을 보면 대체의학이라는 범주의 내용들은 의학
적 진단 및 치료에 적극 이용되어야 하며, 심도 있게 연구되어야 한다.

질병에 대한 접근방식에 있어서 현대의학은 진단된 병에 대해서만 부분적 처
치를 행할 뿐 그 병을 앓고 있는 환자의 모든 면을 충분히 고려하지 못한다는
문제가 있다. 반면에 대체의학은 개개인의 생활패턴과 주위환경 또는 성격과
정서적 상태까지 참고하여 치료와 예방에 이용한다.

2. 보완대체의학의 역사

보완대체의학은 사실상 인류의 역사와 함께 시작되었다 해도 과언이 아니
다. 기원전 이집트인들은 뼈를 맞추는 법을 알고 있었으며, 이스라엘인들은 오
염의 원리를 알고 위생관리법 등을 개발하였으며 식이요법을 종교적 규범으로
삼았다는 것을 구약성경을 통해 알 수 있다. 러시아와 불가리아에서는 증기를
이용한 목욕법을, 그리스인들은 운동과 물리치료법을 발전시켰고, 로마인들
은 그들의 건축물 구조를 통해 냉온욕법을 널리 사용하였음을 알 수 있다. 중
국에서는 5천 년 이상 식물의 잎·열매·뿌리를 질병치료에 이용하여 약용식물
에 대한 방대한 지식과 경험을 축적해 왔고, 지금도 동양인들은 이에 대해 무
한정이라 할 만큼 강한 신뢰감을 가지고 있다.

히포크라테스(Hippocrates)나 파라셀수스(Paracelsus)와 같은 의사들은
모두 위대한 자연치료 의학자였으며 자연의 이치를 깨닫고 자연치료적인 방법
들을 개발했다. 이러한 의학형태는 세기를 거듭하며 면면히 이어졌고 근래에까

지도 실제적으로 애용되었다.

동물들에게 행해 온 예로 동물이 병들거나 상처를 입으면 약초를 먹이고 진흙 팩을 하고 물속에 집어넣어 물 치료를 해 준다. 당분간 음식을 먹이지 않는 단식치료를 하고 혀와 몸을 깨끗이 씻어주는 소독과 목욕법을 실시하고 몸을 마사지하는 자연치료법을 실시하였다.

그러나 이러한 초기 의학의 자연주의 정신은 인류사의 전개와 더불어 많은 변화를 겪었다. 유럽에서는 17세기의 과학혁명을 거치면서 '과학적 의학'이 절대 우위에 서게 되었다. 미국의 경우는 1800년대 중반에 의사협회가 탄생하고 면허제도가 생기면서 과학적인 의학교육 과정을 강조하게 된다. 1900년 초에는 플렉스너(S. Flexner)라는 의과대학 평가위원이 커리큘럼 기준을 마련함으로써 대부분의 자연치료법이 설 자리를 잃었다. 이후 수술기법이 본격적으로 발달하고 화학약품이 개발되었다. 나아가 약물을 대량 생산하는 제약회사의 등장으로 사람들은 화학약물과 수술로 병을 쉽게 치료할 수 있다고 믿게 되었다.

지금의 의학은 그간의 막대한 연구비 지출에도 불구하고 암과 성인병 등을 제대로 치료하지 못하고 있다. 미국의 경우 닉슨 대통령 재임 시절 '암과의 전쟁'을 선포한 이래 10년 동안 250억 달러 이상을 지출했음에도 아직도 3명 중 1명이 암에 걸리고 5명 중 1명꼴로 암으로 사망하고 있다. 미국의 군사비 300억 달러의 세 배에 달하는 자금이 의료비로 지출되고 있으며 이는 교육비의 19배가 넘는 규모이다. 그러나 아직도 3,300만 명이 고혈압·관절염·암·우울증 등으로 고생하고 있고 이러한 질병으로 지출되는 비용이 전체 의료비의 70%에 해당한다.

지금 미국에서는 일부 국민들이 대체의학운동을 활발히 전개해 나가고 있다. 그들은 과학적 검증이 부족하다는 이유로 도외시되는 대체요법들을 선호하고 대체의학적 치료법을 선택할 수 있는 권리를 주장한다.

이에 비해 유럽의학은 전통적인 대체요법들을 비교적 융통성 있게 유지, 발전시켜 왔으며 국민들 역시 자연스럽게 이 혜택을 받고 있다. 약용식물에 대한 연구와 동종요법, 침술에 대한 연구를 오래전부터 계속해 와 지금은 많은 연구실적을 축적하게 되었다.

대체의학의 개념과 역사의 흐름에서 또 한 가지 주목해야 할 것은 문화·사상적 영향에 대한 부분이다. 즉 포스트모더니즘 같은 사상적 조류라든가 신과학운동이 의학에도 영향을 미쳤다는 사실이다. 이들 조류는 다양성을 강조한다.

'대체의학'이라는 용어는 미국 국립보건원(NIH)의 기준에 따른 것으로, 문자 그대로 기존의 의학을 대신하고 대안을 제시하는 학문이라는 뜻이다. 1992년 국립보건원에 대체의학연구위원회(Office of Alternative Medicine)가 설립되면서 대체의학이 본격적으로 논의되기 시작했고, 이후 여러 대체의학적 치료법들을 검증해 왔다. 이제는 그 행정과 예산 규모도 늘어나 보완대체의학연구회(National Center for Complementary Alternative Medicine)가 모든 것을 관장하고 있다. 이는 훨씬 적은 의료비 지출로 효과적인 질병 퇴치를 할 수 있는 가능성을 찾기 위한 다분히 미국적인 정책이기도 한다.

미국의 의료보험회사들은 대체요법에 대한 치료비를 지출하기 시작했고 정부에서도 의료비 절감 노력의 일환으로 대체의학에 관심을 갖기 시작했다. UCLA, 뉴욕의대, 하버드의대 등의 여러 의과대학에서도 강좌를 개설하고 대체의학의 치료법들에 대한 개발·연구에 박차를 가하고 있다.

현대의학(정통의학)적 치료에서 의학적으로 검증된 보완대체의학의 접목을

통한 종합의학(Intergrative Medicine)의 모형이다.〈표 1〉

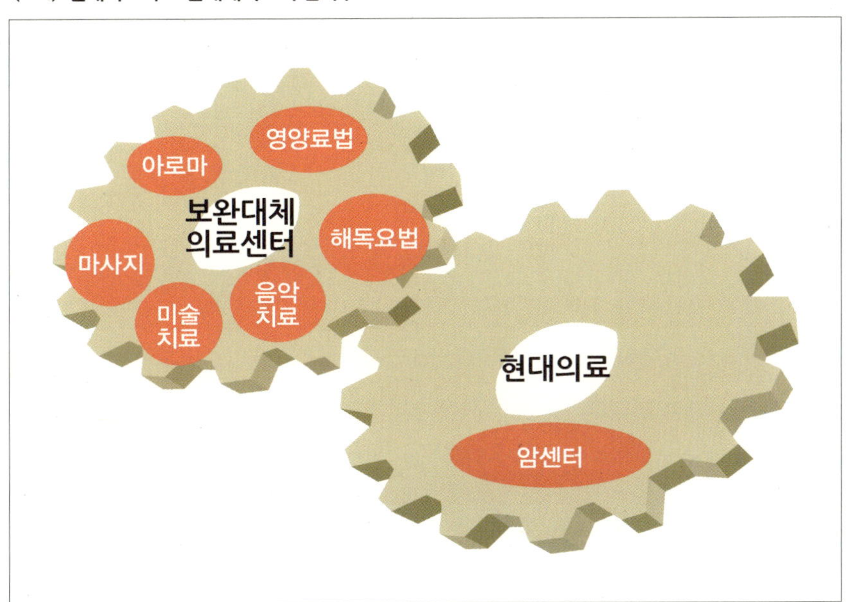

3. 보완대체의학의 종류

대체의학은 나라마다 문화권마다 산재해 있는 다소 다른 전통적 의술과 이론을 하나의 범주 안에 넣어 놓았을 뿐, 횡적으로 연결시켜 하나의 의학으로 체계화된 것도 아니요, 기존의 의학보다 앞선 것도 아니요, 더 우수한 의학이라는 증거가 있는 것도 아니며, 반드시 새로운 의학도 아닌 것이다. 대부분의 경우 "묵은 의술에 대한 새로운 관심"이든가 "생소한 요법에 대한 진지한 관심"이라고 할 수 있을 것이다.

대체의학의 범주에 포합시킬 수 있는 수백 가지 항목 중에는 현대과학이 미처 받아들일 수 없을 정도로 너무나 앞선 이론을 바탕으로 하고 있는 요법들도 있다. 현재 사회적으로, 정책적으로, 제도적으로 당면한 문제점으로는 그렇게 다양한 대체요법들을 어떤 자격을 가진 사람이 해야 되는가, 어떤 교육을 필요로 하는가, 그리고 그런 교육을 누가 시키는가 하는 점이다. 따라서 의료서비스 소비자들의 권익과 안전을 위해서는 교육과 연구와 진료와 제도가 병행하여 조절되면서 단계적으로 정착되어야 할 것이다.

WHO에 의하면 세계 의료형태의 30~40%만이 서양 정통의학, 즉 현대의학을 따르고 나머지는 보완의학 또는 대체의학을 하고 있는데 최근 한 연구보고에 따르면 우리나라에서 1년 동안에 정통의학 치료에 사용되는 약품비가 5조 원에 불과한 데 비해 건강기능식품이나 보약에 사용되는 비용은 20조 원에 이른다고 한다.

아직까지 우리나라에서 행해지고 있는 보완대체의학의 종류가 몇 가지인지 정확하게 파악할 수는 없지만 지난 '97년 발족된 한국대체의학회(현 한국통합의학회)에 따르면 보편화되고 있는 것들은 봉독요법, 심신의학, IMS, 아로마요법, 식이요법, 자연요법, 동종요법, 카이로프랙틱, 증식요법, 인도의학 등 20가지 정도이다.

특히 지난 2003년 대한의사협회에서 시행한 '국내에서 보완대체의학의 합리적인 수용을 위한 정책연구'에서 보완대체의학 치료법에 대한 인지도 조사를 한 결과 IMS 44.4%, 테이핑 24.3%, 자연요법 13.4%, 카이로프랙틱 24.6%, 증식요법 23.2% 등의 인지도를 보인 것으로 나타났다.〈표 2〉

〈표 2〉 보완대체의학 치료법에 대한 인지도

보완대체요법	인지도	보완대체요법	인지도
IMS	44.4%	음악치료	6.7%
심신의학	18.0%	서양생약요법	9.6%
아로마 요법	17.3%	신경치료	8.1%
영양요법	19.0%	미술치료	2.8%
테이핑	24.3%	수치료	4.2%
지압요법	12.7%	대장해독요법	3.9%
자연요법	13.4%	해독요법	2.5%
카이로프랙틱	24.6%	경곡요법	3.6%
증식요법	23.2%	자석치료	2.1%
동종요법	12.0%	인도의학	1.4%

〈표 3〉 미국NIH에서 분류한 대체의학종류

대체의학 종류	내용	세분류
대체의료체계 (Alternative medical systems)	이론체계와 치료방법을 갖춘 영역	1) 동양의학(Oriental medicine) 2) 침술(Acupuncture) 3) 양자의학(Quantum medicine) 4) 아유르베다 의학(Ayurvedic medicine) 　　(ayu: life, veda: knowledge or science) 5) 동종요법(Homeopathic medicine) 6) 자연요법(Naturopathic therapy)
심신중재 (Mind-bodyinterventions)	이론적 기초가 잘됨. 환자교육, 인지-행동요법은 정통의학에 편입	1) 명상요법(Transcedental meditation) 2) 요가(Yoga) 3) 최면요법(Hypnotherapy) 4) 신경－언어 프로그램 요법 　　(NLP, Neuro－linguistic programming) 5) 기도요법(Prayer) 6) 심령치료법(Psychic therapy) 7) 정신치유(Mental healing) 8) 자발요법(Autogenic therapy) 9) 꿈치료법(Dream therapy) 10) 라이히안 요법(Reichian therapy) 11) 심상유도 요법(Guided imagery therapy) 12) 바이오피드백 요법 　　(Biofeedback therapy, 생체되먹임 요법) 13) 오락치료(Recreation therapy) 14) 무도요법(Dance therapy) 15) 음향(소리)요법(Sound therapy) 16) 음악치료(Music therapy)

대체의학 종류	내용	세분류
심신중재 (Mind- bodyinterventions)	이론적 기초가 잘됨. 환자교육, 인지-행동요법은 정통의학에 편입	17) 미술치료(Clinic Art therapy) 18) 화초치료(Flower remedies) 19) 원예요법(Horticulture therapy) 20) 마술요법(Magic therapy)
생물학기반 치료 (Biological-based therapies)		1) 생약요법(Herbal medicine) 2) 향기요법(Aromatherapy) 3) 분자정형치료(Orthomolecular therapy) 4) 라에트릴 치료(Laetrile therapy) 5) 봉침(독)요법 　(Apitherapy, Bee venom therapy) 6) 중금속제거 요법(Chelation therapy) 7) 해독요법(Detoxification therapy) 8) 영양보충 요법(Nutritional supplement) 9) 식이요법(Diet therapy) 10) 절식요법, 금식(Fasting) 11) 장요법(Colon therapy) 12) 주스치료(Juice therapy) 13) 효소요법(Enzyme therapy) 14) 환경의학(Environmental medicine) 15) 산소요법(Oxygen therapy) 16) 광선요법(Light therapy) 17) 고열요법(Hyperthermia) 18) 수(물)치료(Hydrotherapy) 19) 요(소변)요법(Urine therapy) 20) 생물학적 치과치료법(Biological dentistry)
수기치료 및 신체 기반 치료 (Manipulative and body－based methods)	수기나 운동으로 신체 치료	1) 카이로프랙틱 　(척주교정의학, Chiropractic medicine) 2) 정골의학(Osteopathic medicine) 3) 족부의학(Podiatric medicine) 4) 마사지요법(Massage therapy) 5) 바디워크 요법(Bodywork) 6) 반사요법(Reflexology) 7) 응용운동학(Applied kinesiology) 8) 근자극요법 　(IMS, Intramuscular stimulation therapy) 9) 롤핑요법(Rolfing therapy) 10) 신경치료(Neural therapy) 11) 재건요법(Reconstructive therapy) 12) 세포치료법(Cell therapy) 13) 두개천골자극 요법(Craniosacral therapy) 14) 홍채진단학(Iridology)

대체의학 종류	내용	세분류

에너지 치료
(Energy therapies)
		1) 생체장 치료(Biofield therapies)
		  ① 기공치료(Qigong therapy)
		  ② 레이키 치료(Reiki therapy)
		    (Reiki: Universal Life Energy)
		  ③ 접촉요법(Touch)
		2) 생전자기 기반 치료
		  (Bioelectromagnetic—based therapies)
		  ① 자장요법(Magnetic field therapy)
		  ② 에너지의학(Energy medicine)

미국의 NIH 산하의 대체의학연구기관(Office of Alternative Medicine)에서는 대체의학을 대체의료체계, 심신중재, 생물학 기반 치료, 수기치료 및 신체 기반 치료, 에너지 치료 등 5가지로 분류하고 있으며 "다양한 범위의 치료에 대한 철학, 접근방법, 요법을 포괄하는 것으로 일반적으로 의학교육을 통해 가르쳐지지 않거나, 병원에서 일반적으로 사용하지 않거나, 의료보험을 통해 그 수가가 지급되지 않는 치료나 진료'를 일컫는다.

이와 같은 대체의학이 다루고 있는 범위는 증상완화에서 치료를 목표로 하는 것, 특정한 의학적 문제에서 인간에 관한 전체적인 것, 가정의 쉬운 처방에서 복잡하고 제조된 것, 매우 효과적인 것에서부터 매우 해악이 있는 것까지 다양한 범위의 내용들을 포함하고 있다.〈표 3〉

4. 보완대체의학에서의 미술치료

'서양의학의 아버지'로 추앙받고 있는 히포크라테스(Hippokratēs)는 "인생은 짧고 예술은 길다(Life is short and art is long)"라고 하였고, 의(醫)는 치유예술(Healing Art)이라는 점을 강조하였다. 치유예술(治癒藝術)로서의 의(醫)는 본질적으로 동서고금을 막론하고 하나일 뿐이지만, 이를 연구하는 학문으로서의 의학(醫學)은 서양의학, 동양의학, 보완대체의학 등 여러 가지 의학으로 구별할 수 있으며, 치유를 위한 구체적인 방법과 수단으로서의 요법(therapies)은 수백 가지 이상이라는 뜻이다. 미술치료(Art Therapy)는 이러한 요법 중의 하나이다.

의학의 역사적 흐름은 21세기에 들어서면서 그 축이 종전의 '병 중심의 의학(Disease Oriented Medicine)'에서 '건강 중심의 의학(Health Oriented Medicine)'으로 옮겨지고 있다. '질병을 찾아내어 제거하려는 의학'에서 '웰 빙(Well Being)을 추구하는 의학'으로 중심축이 옮겨지고 있다는 뜻이다. 종전에는 사람의 생리적 상태를 '건강과 질병'이라는 상대적이며 이분법적인 사고로 구분하였으나, 근래에는 건강과 질병 사이에 '불건강(不健康) 또는 미병(未病)'이라는 개념을 등장시켰다. "건강은 잃었으나 아직 병이 아닌 상태"가 곧 불건강/미병이라는 뜻이다. 이러한 불건강의 상태를 극복하는 것이 '참건강(Well Being)'인데 기존의 정통적(正統的, conventional) 제도권 의학은 질병을 찾아 제거하는 방향에서 놀라운 발전을 이룩하였으나 "참건강(Well Being)을 챙겨준다."는 측면에서는 많은 한계점을 느끼게 되었다. 참건강을 달성하기 위한 수단으로서 각 문화권에 전래되어 오는 전통의학(傳統醫學, Traditional Medicine)과 민간요법(民間療法, Folk Medicine)이 의료계 표면에 등장하게 되었고, 이들 전통의학과 민간요법을 통틀어 연구대상으로 삼는 의학이 보완대체의학(補完代替醫學, Compleme-ntary Alternative Medicine)이다. 보완대체의학의 주된 치료 대상이 불건강(미병)이며, 치료 목표가 '참건강(Well Being)의 달성'이다. 보완대체의학의 중요한 부분인 임상미술치료가 바로 이

부분에서 특정한 역할을 담당하게 된다.

‘참건강’에 대한 정의도 종전의 “육체적으로 건강하고 정신적으로도 건강하고 심리적으로도 건강해야지” 하던 관점에서 “사회적으로도 건강해야지”가 추가되었으며 최근에는 “영적으로도 건강해야 한다”는 영적(靈的, spiritual)인 측면이 추가되었다. 참건강에 대한 개념의 변화는 “그렇다면 어떤 분야의 전문가가 육체적, 정신적, 심리적, 사회적, 영적 건강을 모두 다스려 참건강을 이뤄 줄 것인가” 하는 문제를 아울러 제시하였다. 이것이 전 세계적으로 보완대체의학에 대한 관심을 자극하고 연구열을 고조시키는 계기가 된 것이다. 이러한 세계적 추세를 배경으로, 임상미술치료가 신체적·정신적·심리적·사회적·영적 측면을 모두 아울러 평가하고 다스려 줄 수 있다는 점에서 ‘참건강(Well Being)’을 이루려는 보완대체의학의 중요한 일부로 부각되었다.

미술치료는 지난 30여 년간 제도권의 정통의학체계 내에서 특히 정신의학이나 재활의학 분야에서 임상적으로 응용하고 있었기 때문에, 이미 제도권 의료체계에 접목이 되어 있었다고 할 수 있으며, 임상미술치료의 응용과 연구의 범위가 더 넓게 확대되어 보완대체의학 영역까지도 아우르게 되었다. 미술치료는 서양의학, 동양의학, 보완대체의학 모두에서 임상적 응용의 잠재력과 연구의 가능성을 이미 제시한 상황이기 때문에 모든 의학을 융합하는 통합의학의 일부로서 중요한 역할이 전망된다.

임상미술치료의 역할을 살펴본 연구와 미술치료 분야 전반의 발전은 다음과 같은 측면에서 국내외적 의료계와 사회에 공헌할 수 있다.

첫째, 세계적 추세에 보조를 맞춘다. 의학 선진국에서 빠른 속도로 보급 확산되고 있는 미술치료를 도입하여 교육, 진료, 연구, 제도화와 연계시킴으로써 적어도 세계의학 수준에 도전하거나 더 나아가 그들을 앞지르는 학문적 잠재력을 키운다. 미국의 경우 125개의 의과대학 중 100여 개의 의과대학에서 보완대체의학 또는 통합의학이라는 이름 아래 정식 교과 과정을 개설하여 교육, 진료, 연구를 시행하고 있는 것이 그 예이다. 그 교과 과정의 내용에는 미술치료가 포함되어 있다.

둘째, 지식의 폭이 넓은 의료사(의사와 치료사)를 양성한다(전세일, 2004). 의사나 각 분야 치료사에게 인접 분야에 대한 지식의 폭을 넓혀 준다. 의료인 모두가 미술치료를 직접 시행하도록 만든다는 뜻이 아니고, 미술치료에 대한 올바른 연구결과와 지식을 습득함으로써 각자가 자기 분야에서 돌보는 환자들에게 올바른 치료 방향과 지침을 제시해 줄 수 있도록 해 준다. 구체적인 예를 들면 미술치료는 재활의학 분야에서 뇌졸중 환자, 신경 마비 환자, 인지능력 장애 환자, 관절염 환자, 뇌성마비 어린이 환자에게 임상적 도움을 줄 수 있고, 소아의학 분야에서 발달 장애, 정신 지체, 과잉 행동 장애, 집중력 장애, 자폐증 어린이와 가족에게 임상적 도움을 제공하고, 정신의학 분야에서 정서불안, 사회적응 불안, 우울증, 정신질환 등의 환자에게도 임상적 도움을 주며, 그 이외에 암 환자, 만성 통증 환자, 각종 난치병 환자 관리에도 임상적 도움을 제공해 준다. 여기서 말하는 임상적 도움이란 해당 질병의 치유과정을 촉진시키는 효과를 내거나 그 질병과 관련된 증상의 호전 효과를 의미한다.

셋째, 기발한 기초연구발상(Basic Research Idea)을 제공해 줌으로써 무한대의 실용적 임상연구(Applied Clinical Research)로 이어질 수 있도록 도와준다. 동양의학과 보완대체의학은 연구발상(Research Idea)의 보고(寶庫, Treasure Box)이기 때문이다.

넷째, 새로운 세계의학 창출에 기여한다. 서양의학, 동양의학, 보완대체의학에는 각각 나름대로의 장점을 지니고 있는 반면에 제한점과 단점도 아울러 지니고 있다. 그러나 각 의학의 장점만을 융합시킨다면 어떤 독립된 의학보다도 차원이 높은 더 우수한 통합의학(統合醫學, Integrative Medicine) 또는 전일의학(全一醫學, Wholistic Medicine)의 창출이 가능하다(전세일, 2004). 동양미술과 동양의학을 접목시키고, 서양미술과 서양의학을 접목시키고, 이렇게 접목된 동·서 미술과 동·서 의학을 한데 융합시킨다면 통합 미술치료(Integrative Art Therapy)의 탄생이 가능하게 되며, 이러한 통합 미술치료 분야는 새로운 세계적 전일의학 창출에 촉매 역할을 할 것으로 전망된다.

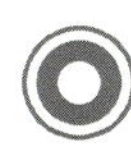

PART 02

심신의학과 미술치료

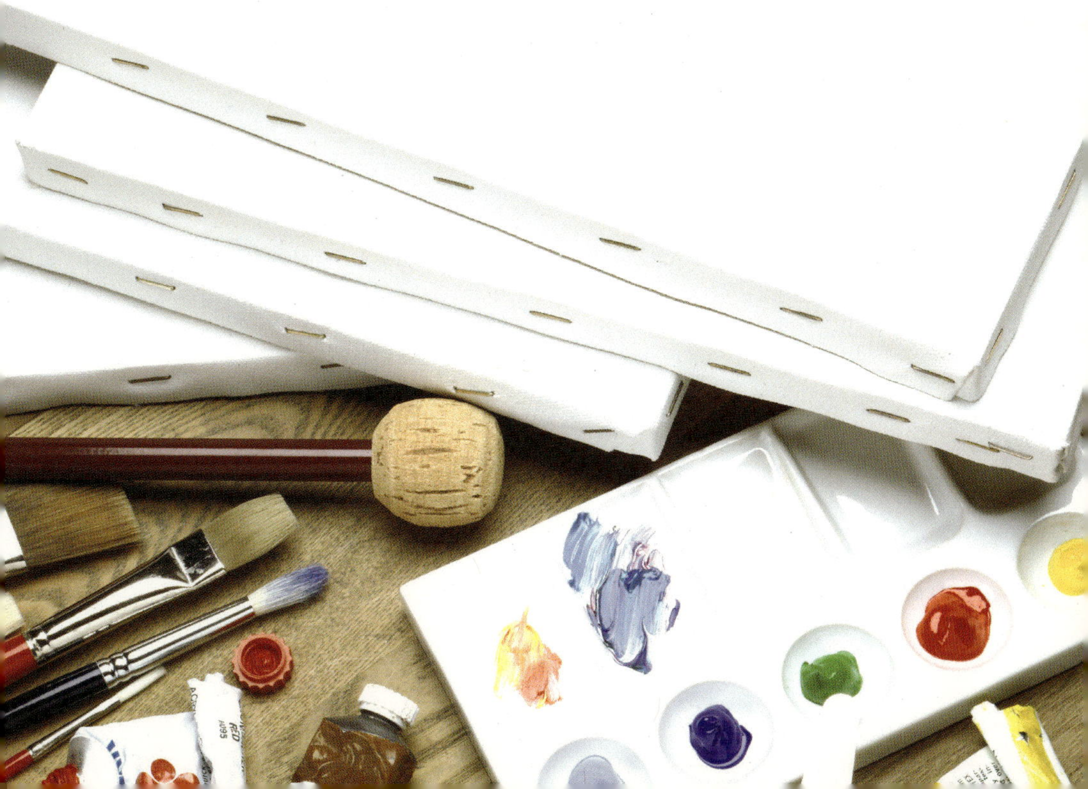

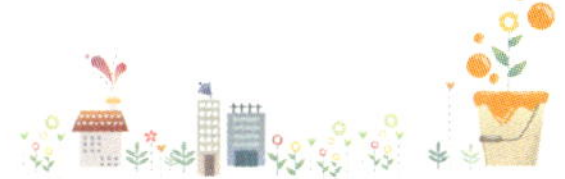

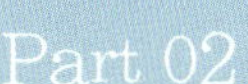

Part 02

심신의학과 미술치료

1. 심신의학(Mind-Body Medicine)의 개념

현대에 들어 심신의 부조화와 만성 스트레스 등이 각종 질병을 유발하는 중요한 요인으로 지목되고 있다. 심신의학은 질병을 신체의 일부분에 생긴 이상이 외부로 나타나는 육체적인 과정으로만 보지 않는다. 오히려 질병은 사회적, 환경적, 영적, 유전적 또는 가족적 요인 등과 같은 수많은 정신적 요인들이 밀접하게 연결되어 신체에 복합적으로 작용하는 이상증상이라고 본다.

심신의학은 심신이 조화를 찾고 스트레스를 줄이는 것이 치유에 결정적이라고 이야기한다. 또한 자연치유력을 강조하여 질병의 치유에 환자 스스로의 노력과 의사와 환자 간의 협력적 관계를 중요하게 여긴다.

신의학에서는 환자의 자연치유능력을 활성화하기 위해 먼저 신체적, 정신적 이완법을 이용한다. 신체적, 정신적 이완을 위해 흔히 사용하는 방법으로는 명상, 바이오피드백, 최면, 유도영상법, 신경언어 프로그램 등이 있으며, 마사지나 요가, 호흡법 등을 통해서도 충분한 이완의 효과를 얻을 수 있다.

심신의학으로 효과를 얻을 수 있는 질병으로는 편두통, 불면증, 과민성 대장 증후군, 불안증, 우울증, 학습장애, 알츠하이머병, 심장병, 고혈압, 뇌졸중, 만성통증, 당뇨, 알레르기성 피부질환, 관절염, 아토피성 피부염 등이 있다. 이런 질병에 대해 심신의학으로만 치유를 하거나 경우에 따라 현대의학과 병행해서 치료하기도 한다.

어떠한 심신의학 치료법은 안전하고 위험성이 없는 것으로 알려져 있다. Chiaramote의 정의에 따르면, 주류의학 관점에서 심신의학(mind-body medicine)은 "마음(정신적, 정서적 과정)이 신체(생리적 기능)에 영향을 미칠 수 있다는 전제에 기초하고 있다"고 한다. 라자르(Lazar)는 심신의학은 심리상태와 정신의학적 치료 사이, 생리학과 병태생리 과정 사이의 관계를 규명하는 통합의학 분야라고 했다. 반면, 다른 방향에서 심신의학을 접근하는 대다수의 보완대체의학 시술자들은, 마음이 신체에 일방적으로 영향을 주는 것이 아니라 마음과 몸 사이에 서로 영향을 주는 통합된 과정이 있다고 생각한다.

수많은 연구들이 심혈관 질환, 급·만성 통증, 소화기계 질환 등 몇몇 질병의 원인 또는 기여 인자로 마음을 관련지어 왔다. 마음(정신, 인지, 정서적 기능)과 신체 간의 연관성을 지지하는 증거는 충분히 있지만, 그 둘 사이에 존재하는 복잡한 세부사항들에 대해서는 과학적으로 완전히 이해되지 못한 상태로. 심신의학은 이 연관성을 과학적으로 밝혀 질병의 치료와 예방에 이용하려는 것이다.

심신 의학적 치료법들은 마음을 이용해 생리적 상태를 변화시킴으로써 건강증진을 도모하며, 거기에는 이완운동, 명상, 최면이 포함된다. 정신신체의학(psychosomatic medicine)도 심신의학의 한 형태로 볼 수 있으며, 호르몬, 신경전달물질(neuropetide), 사이토카인을 통한 마음과 몸의 연계성을 연구하는 정신신경면역학(psychoneuroimmunology)도 그러하다.

심신의학에 대한 주류 의학적 접근과 보완대체의학적 접근 사이에는 몇 가지 중요한 차이가 있다.

주류 의학적 심신의학 연구는, 예를 들어 명상 같은 특정 심신요법 자체에 의한 각각의 치료결과를 얻기 위해 노력한다. 그러나 보완대체의학에서는 한 발 더 나아가 '치료자와 환자 사이의 친밀감, 돌봄, 동정심, 감정이입'과 같은 치료의 인간적 요소들과의 연계성 속에서 심신의학을 접근한다.

또 이런 심신의학에 대한 서로 다른 접근은 무엇이 효과적인 치료인가에 대한 관점에서도 차이를 낳는다. 주류의학에서는 확인된 결과를 판단할 때, 질병상태의 완화나 완치, 건강증진의 관점에서 다른 임상연구들과 동일한 차원으로 취급한다. 그러나 보완대체의학에서의 결과들은, 질병의 완치 여부보다는 단지 "심리적, 영적으로 건강하다는 깊은 느낌", 즉 완치에 대비되는 의미에서 '치유'의 개념을 내포하고 있다.

이러한 차이들을 요약하면, 주류의학에서의 심신의학은 치료, 즉 객관적 결과에 보완대체의학에서는 돌봄, 즉 치료의 과정에 더 주안점을 두고 있다 할 것이다.

2. 한의학적 심신의학

한의학에서 정신은 '신(神)'의 개념을 우선 이해해야 한다. 신은 인체 생명활동의 중요한 구성부분으로서 정(精)에서 생성되어 기(氣)의 운동으로 표현된다. 신은 오장 중 심(心)과 제일 밀접한 관계를 가지고 있다. 이것은 '심장신(心藏神)'으로 心이 神을 저장하고 있기 때문이다. ≪영추·사객≫에 "心者五臟六

腑之大主也 精神之所舍也"라고 하여 심(心)은 오장육부의 대주이고 精神이 머무는 곳이라고 하였다. ≪소문·영란비전≫에도 "심자 군주지관 신명출언(心者 君主之官 神明出焉)"이라고 하였다. 즉 인간의 고유한 정신기능은 오장육부의 대주인 심(心)이 간직하고 있는 '신(神)'의 발현으로 표현되는 것이다.

한의학에서는 정지(情志), 즉 감정의 변화를 질병을 일으키는 중요한 원인으로 인식하고, 이런 경우에는 약보다 정신적인 치료를 중시하여 정신요법을 행한 임상례가 다수 기록되어 있다. 이는 정신과 육체를 분리하지 않는 심신일원론(心身一原論)과 내인(內因)의 칠정상을 매우 중요시하는 삼인론적 병인론이 실제 임상 치료에 있어서도 그대로 적용된 것이다.

전통적 한의학에서는 "모든 병이 심신(心神)으로 연유하지 않은 것이 없으니, 치심요법(治心療法)이 극히 중요하다."고 가르친다. 즉 질병을 치료하려면 그 마음을 치료하여야 한다는 뜻이다. 이렇듯 한의학에서 몸과 마음의 상관관계를 다루는 이론적 근거는 좀 있으나 서양의학에서 다루는 것과 같은 심리적 치료의 구체적인 치료법과 처방이 많지 않다.

의(醫)는 하나이고, 의학(醫學)은 여럿이며, 요법(療法)은 수천 가지이다. 치유예술(仁術, Healing Art)로서의 의(醫)는 동서고금을 막론하고 오직 하나뿐이며 같은 것일 뿐인데, 그 예술을 이해하고 계발하려는 학문적 접근방법은 여러 가지가 있을 수 있으며, 이를 위하여 사용하는 도구는 수천 가지가 될 수 있다는 뜻이다(전세일, 2004).

오늘날 세계의학을 주도하는 양대 의학은 서양의학(현대의학)과 동양의학(전통의학)인데, 이 두 의학은 나름대로의 장점과 아울러 단점을 지니고 있다. 보이는 것만 믿는 태도와 믿는 것만 보이는 태도, 의심을 먹이로 삼아 크는 학구적 방향과 믿음을 먹이로 삼아 지탱하는 학구적 방향, 생명 현상에 대한 철학적 이해의 부족과 과학적 도구 사용의 취약 등이 동서의학 연구에서 접하는 면면이다.

동양의학과 서양의학 사이에는 근본적인 차이가 있다. 동양의학은 주로 성(性)을 다루고 서양의학은 주로 질(質)을 다룬다. 물질적인 성질이 질이고 비물질(非物質)적인 성질이 성이다. 단백질, 지방질, 섬유질 또는 음성, 양성, 독성 등이 그 예이다. 맘은 성(心性)이요 몸은 질(體質)이다. 성(性)을 평안(康)하게 하기 위하여 괴로운 것(疾)을 다스리는 것(治)에 치중하는 의학과, 질(質)을 튼튼하게(健) 하기 위하여 앓는 것(病)을 뜯어 고치는 것(療)에 치중하는 의학의 차이이다. 병 중심의 서양의학에선 질의 병소를 찾아 없애고 막고 잘라내는 방법이 다양하고, 건강중심의 동양의학에선 자연치유력이 부족한 성을 찾아 보충하고 키우는 방법이 다양하다. 동양의학은 우측 뇌의 사고 기능과 자율신경의 생리와 밀접한 관계가 있고, 서양의학은 좌측 뇌의 사고 기능과 제신경의 생리와 밀접한 관계가 있다.

"육체적으로, 정신적으로, 사회적으로, 그리고 영적으로 건강"해야 진정한 건강이라는 최근의 건강 정의는 심신의학(Mind-Body Medicine) 연구에 박차를 가하고 있다. 퇴계의 건강법 중에서 하학상달(下學上達)과 지행병진(知行竝進) 사상은 현대의학의 평정설(平正設, Placidity Theory) 이론과 같다는 점에서 흥미를 끈다.

심신 상관 의학 또는 심신 의학의 관점에서, 전통적 한의학의 골자는 "육욕(六欲)과 칠정(七情)을 다스려라."는 것으로 요약될 수 있고, 500여 년 전 조선조의 퇴계(退溪) 선생의 활인심방(活人心方)을 들 수 있다.

칠정이란 희(喜)·노(怒)·우(憂)·사(思)·비(悲)·공(恐)·경(驚)의 7종 감정을 말하는 것으로 첫째, 희(喜)는 즐거우면 기의 순행이 화평해지니 마음이 너그러워지고 피의 순환도 잘되어 신체 내에 울체(鬱滯)되는 것이 없어지므로 이런 상태를 기(氣)가 느슨해진 것이라고 하였다. 즉 모든 마음의 불만이나 생리기능의 불균형상태가 해소된다는 뜻이다. 그러나 희락(喜樂)도 지나치면 신기(神氣)가 소모 분산되어 올바른 신(神)의 기능을 다하지 못하게 되며 오장 중 신(神)을 간직한 심(心)의 기능마저 상하게 한다.

둘째, 노(怒)는 성을 내면 기(氣)가 모두 위로 오른다고 하였다. 즉 성을 낸다는 것은 혈기가 모두 역상(逆上)하는 현상을 나타내는 말이다. 그러므로 심하면 피를 토하든가 기절(氣絕)을 하기도 한다. 성을 자주 내든지 심한 감정의 흥분(興奮)은 오장 중 피를 저장하고 있는 간(肝)을 상한다고 하였다. 따라서 간(肝)이나 담(膽)의 기능이 이상하게 흥분되면 행동이 동적이며 용감(勇敢)해지고, 감정적으로는 성을 잘 내고 흥분되기 쉬우며 간담(肝膽)이 약해지면 겁이 많아져서 불안(不安)해하고 결단력이 없어 우유부단(優柔不斷)해진다.

셋째, 우(憂)는 근심이나 걱정이 있으면 기(氣)의 순행이 막혀 폐색(閉塞)된다고 하였다. 그리고 기(氣)가 폐색되면 오장 중 폐(肺)와 비(脾)를 상한다고 하였으니 근심, 걱정 등의 감정적 갈등은 호흡기능과 소화기능을 해친다는 뜻이다.

넷째, 사(思)는 한 가지 일을 골똘히 생각하게 되면 기(氣)가 순행하지 못하고 한곳에 맺힌다고 하였다. 그리고 오장 중 소화기능을 주관하는 비장(脾臟)을 상한다.

다섯째, 비(悲)는 슬픈 감정이 있으면 기(氣)가 가슴속에 막혀 흩어지지 못하므로 열기(熱氣)로 변하여 소실되면서 폐(肺)와 심(心)의 두 장기를 모두 상하게 한다고 하였다. 또 호흡기나 순환기계의 병이 생기면 감정도 감상적이 되는 경향이 있다.

여섯째, 공(恐)은 두려운 마음이 있으면 기(氣)가 아래로 처져 갇히게 되고 위로 오르지 못한다고 하였다. 또 두려운 감정은 오장 중 생식기와 내분비기능을 주관하는 신(腎)을 상한다고 하였다. 그러므로 두려운 감정은 정력을 약하게 하며 또 혈이 부족해도 두려움이 그치지 않는다.

일곱째, 경(驚)은 크게 놀라면 기(氣)는 흩어져서 순행의 질서가 무너지며 심도 의지할 바를 잃고 산란해져 올바른 판단이나 생각을 못 하게 되므로 온몸의 힘이 쑥 빠지며 심신이 모두 혼란해지는 것이다. 경의 감정은 오장 중 신(腎)이 주관하므로 과도하게 놀라거나 하면 역시 신장(腎臟)에 병변을 초래할 수 있는 것이다. 이상과 같이 칠정은 오장의 기능을 좌우하며 오장은 또한 칠정을 우러나게 하고 있으니 그 상호관계는 긴밀하여 마음과 몸은 하나로서 그 경계가 없는 것이 동양의학의 사상인 것이다.

이는 인간의 정신의식의 외계사물에 대한 반응이다. 그러나 이러한 의식활동이 지나치게 강렬·장구하거나 또는 조화를 잃으면 병인이 질병이 발생하게 되는데 이를 칠정상(七情傷) 혹은 정지상(情志傷)이라 한다. 『소문·거통론』에 "怒則氣上, 喜則氣緩, 悲則氣消, 恐則氣下, ……驚則氣亂, ……思則氣結"이라 하여 감정의 변화가 곧 기의 변화임을 설명하였다.

특히 칠정 중 우(憂)와 비(悲), 공(恐)과 경(驚)을 유사한 감정으로 보고 칠정을 오행과 오장에 배속하여 오지(五志)라 하였다. 오지는 희(喜)·노(怒)·사(思)·우(憂)·공(恐) 오종정지(五種情志)의 변동과 오장기능의 유관성을 말하는 것으로 『소(素)문·음양응상대론』에 "심지(心志)는 희(喜), 간지(肝志)는 노(怒), 비지(脾志)는 사(思), 폐지(肺志)는 우(憂), 신지(腎志)는 공(恐)"이라고 하였으며, 또한 "비승노(悲勝怒), 공승희(恐勝喜), 노승사(怒勝思), 희승우(喜勝憂), 사승공(思勝恐)"이라 하여 오행 상극이론을 이용하여 감정의 태과불급(太過不及)으로 인한 정지병(情志病)을 치료하도록 기재되어 있다.

퇴계의 활인심방 중에서 심신요법과 관련된 부분이다.〈표 4〉

〈표 4〉 퇴계의 활인심방

심신요법	내용
사무사(思無邪)	사악한 일을 생각하지 말라
행호사(行好事)	좋은 일만 행하라
막기심(寞欺心)	스스로 마음을 속이지 말라
행방편(行方便)	편안하게 행동하라
수본분(守本分)	자기 분수를 지켜라
막질투(寞嫉妬)	샘을 내거나 시기하지 말라
제교사(除狡詐)	간사하고 교활한 마음을 버려라
무성실(務誠實)	모든 일에 성실하도록 힘쓰라
순천도(順天道)	하늘의 뜻을 따르라
지명한(知命限)	자기 수명의 한도를 알아라
청심(淸心)	마음을 깨끗이 하라
과욕(寡慾)	모든 것에 욕심을 부리지 말라
인내(忍耐)	모든 고통을 잘 참고 견디어 내라
유순(柔順)	성질을 부드럽고 공손하게 가져라
겸화(謙和)	겸손하고 상냥하라
지족(知足)	만족할 줄 알아라
염근(廉謹)	청렴하고 몸가짐에 조심하라
존인(存仁)	어진 일을 행하라
절검(節儉)	검소하고 절제하라
처중(處中)	처신을 지나치거나 부족하지 않게 신중히 하라
계살(戒殺)	남을 해치거나 죽이는 일을 하지 말라
계노(戒怒)	함부로 성내지 말라
계폭(戒暴)	포악한 언동을 삼가고 진정하라
계탐(戒貪)	천박한 탐욕을 내지 말라
신독(愼獨)	매사에 조심스럽고 독실하게 행동하라
지기(知機)	기미를 잘 알아서 좋은 방향으로 써라
보애(保愛)	연약한 자를 사랑하고 보호하라
활퇴(活退)	옳지 못한 것을 용감하게 물리칠 줄 알아라
수정(守靜)	고요함을 지킬 줄 알아라
음즐(陰騭)	넌지시 남을 해치고자 하지 말라

한의학은 수천 년 경험의학으로 우리 민족의 정서와 함께해 온 의학이다. 한의학에서는 정지(情志), 즉 감정의 변화를 질병을 일으키는 중요한 원인으로 인식하고, 이런 경우에는 약보다 정신적인 치료를 중시하여 정신요법을 행한

임상사례가 다수 기록되어 있다. 이는 정신과 육체를 분리하지 않는 심신일원론과 内因의 칠정상(七情傷)을 매우 중요시하는 삼인론적 병인론이 실제 임상치료에 있어서도 그대로 적용된 것이다. 그 응용범위로는 현대인에게 많이 발생하는 공황장애, 우울증, 신체형 장애, 정신분열증의 음적 증상 등에 구체적으로 이용하여 치료 효과를 기대할 수 있는 정신요법으로 사료된다.

3. 심신의학에서의 미술치료

환자가 통증을 호소할 때 치료와는 전혀 무관한 가짜 약(Placebo)을 통증치료의 특효약이라고 투여하면 실제 통증이 없어지는 경우가 30~50% 정도다. 치료가 될 것이라 생각하는 마음이 뇌에 전달되고 이후 엔도르핀이 생성되고 통증이 억제되는 것이다. 결국 마음은 뇌와 연결돼 있는 것이다. 마음이 입자일 때는 일정한 공간을 차지하지만 그것이 파동으로 변하면 일정한 공간을 떠나 멀리 전파할 수 있다. 이처럼 마음이 에너지로 작용한다는 많은 증거가 있다.

우리의 생각과 감정은 신경계 및 순환계를 통하여 신체에 영향을 미친다. 뇌는 신경자극을 몸 구석구석에 보내 행동하도록 하며 골수, 흉선, 비장과 림프절 등에 있는 신경말단을 자극하여 면역력에 영향을 준다. 그리고는 내분기계, 뼈, 근육, 모든 내부 장기들, 심지어 정맥과 동맥 혈관 벽에까지 영향을 미친다. 몸 전체가 뇌에 연결된 그물망처럼 곳곳으로 연결되어 있는 것이다. 뇌 또한 그 자신이 다양한 화학물질을 만들어 혈액을 통해 전신으로 보내어 각종 장기의 행동과 활동성을 결정한다. 몸에 있는 세포들은 위성접시와 같은 기능을 가진 수용체를 가지고 뇌에서 보내는 메시지를 받아들이고 즉각 반응한다. 뇌는 신체조직으로 메시지를 보낼 뿐만 아니라 신체 장기 자체에서 내는 물질을 받아들이는 수용체를 통해 몸에서 보내오는 소리에 반응한다.

심신의학에서 뇌는 동전의 앞면과 뒷면의 구조로 된 상보적 구조이다. 그리고 비국소성 원리에 의해 뇌의 에너지 장, 즉 마음은 분자, 세포, 조직, 장기의 뒷면 구조들과 하나로 연결돼 있다. 그리고 마음은 미세한 에너지(subtle energy)이기 때문에 일정한 공간을 차지하고 있지만 때로는 파동처럼 몸 밖을 벗어나 멀리 전파될 수 있다.

마음은 몸의 구석구석과 연결돼 있다. 나쁜 마음, 즉 슬픔, 분노, 불안, 공포는 DNA, 분자, 세포, 조직, 장기 등과 밀접하다. 스트레스를 받으면 내분비계 통로, 자율신경계 통로를 통해 말단 장기에 그 내용을 전달하게 된다.〈표 5〉

뉴욕 메모리얼 슬로언 케터링 암센터의 정신과 의사인 홀랜드(Jimmie Holland)는 많은 암 환자들은 암이 발병하기 6~8개월 전에 큰 심리적 충격을 경험했다고 한다. 커다란 심리적 충격이 그 사람으로 하여금 '죽고 싶다는 마음'을 일으키게 되고 '죽고 싶다는 마음'이 결국 죽게 되는 병, 즉 암을 일으킨다는 것이다. 따라서 마음은 암 조직과 연결돼 있다. 이는 정신-종양학(Psycho-Oncology)으로 발전했다.

〈표 5〉 스트레스와 의학 ㅣ

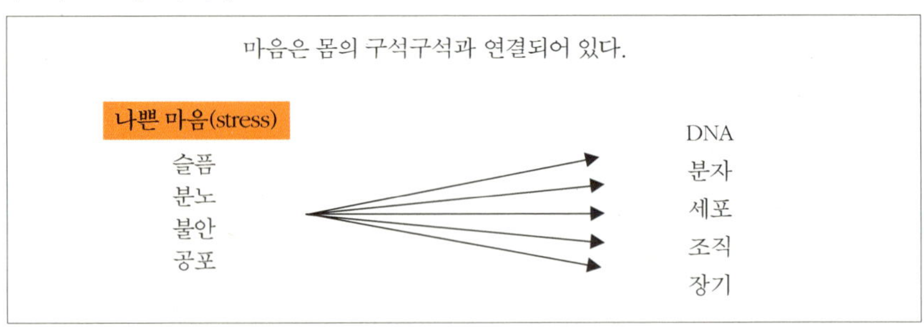

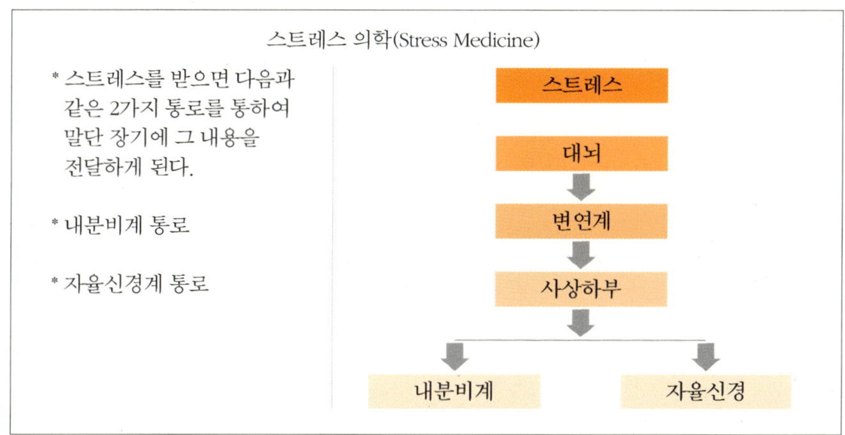

스트레스는 노이즈처럼 작용하는 마음의 불규칙적인 파형이며 '마인드 바이러스(mind virus)'이기도 하다. 스트레스를 받으면 내분비계와 자율신경계를 통해 말단 장기에 전달하게 된다.〈표 6〉

오하이오 의과대학 그레이스(Janice Kidlcot-Glaser)는 외로움, 분리감 등과 같은 정서가 오래 지속되면 NK cell 활성이 감소한다고 했다. 즉 외로움이나 분리감이 면역계에 영향을 끼치고 이것이 NK cell의 활동을 감소시키는 것으로 마음은 면역계통과 연결돼 있다는 것이다. 이것이 오늘날 발전해 정신-신경-면역학(PNI)으로 발전했다.

마음과 신체와의 관계를 연구하는 학문들 중에서 뇌가 면역계에 주는 영향을 다루는 새로운 학문을 Psycho-Neuro-Immunology(PNI)라고 한다. 신경계가 면역계에 미치는 영향은 정신-사회적 및 육체적 스트레스 그리고 생활에 일어난 사건 사고 같은 다양한 스트레스의 개념과 관련지어 왔다. 암이 고통스런 스트레스와 성격과 연결되어 있다는 믿음은 의학이 존재하는 한 강조되어 왔다. Ader에 의해 정신-신경-면역학 분야는 정의되었으며 그 시초는 정신-신체의학에 근거하고 있으며 정신, 신경, 면역, 내분비계 간 상관관계의 복잡함을 연구하기에 이르렀다. 그러나 발표된 논문들은 일화를 소개하는 것이 대부분이어서 정신-사회적 스트레스가 주원인이 되어 면역계에 영향을 준다고 하는 결론을 낼 근거를 제시할 수 없다. Astin 등에 의한 mind-body meta-analysis 결과, placebo 또는 대조군 없이 연구를 수행하여야 한다는 제한점을 가지고 있었다.

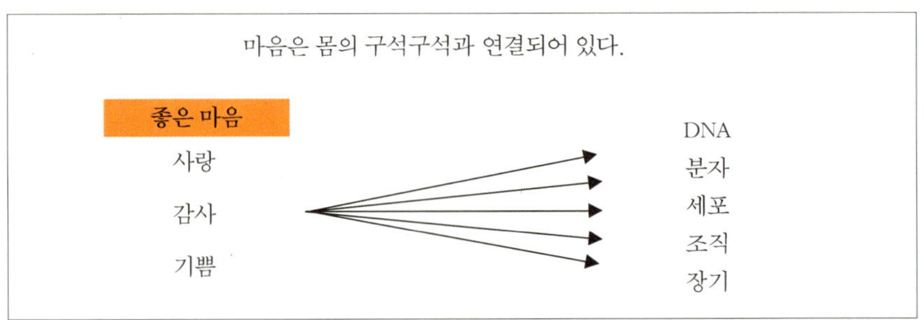

사랑, 감사 혹은 기쁨 등과 같은 '좋은 마음'은 분자, DNA 세포, 조직, 장기 등에 이롭게 작용하여 건강에 도움이 된다. 마음의 집합무의식은 무한한 능력이 있기 때문에 이 집합무의식을 이용하여 질병을 치료할 수 있다.〈표 7〉

이완반응은 하버드대학의 심장내과 교수인 Herbert Benson이 개발한 치료법인데, 평화와 같은 단어, 좋은 글귀, 기도문 혹은 만트라 등에 생각을 집중하라고 했다. 이완반응은 조기진통을 치료하는 것을 비롯해 불임환자 치료, 임신중독증 환자의 혈압을 낮추는 효과를 보인다. 또 폐경여성의 증상 치료와 수술 후 진통제의 양을 줄이고 통증을 완화하는 효과도 있다.

지금까지 현명한 임상 의사들은 위약 효과의 극대화, 즉 심신 상호 작용을 이용하기 위한 노력을 해 왔다. 바로 현대 정신과 의사들이 심신의학이라고 생각하는 것들이다. 인지행동 치료가 잘못된 사고를 고치는 데 사용되고 있으며 신체의 증상을 줄일 수 있었다. 미국에서는 1960년 초기에 심신의학을 다시금 재발견하였으며 이를 위한 많은 치료기법들이 늘어났다. 의학의 르네상스는 보완의학이라는 틀에서 다시 시작되었다.

환자들은 의학이 무력해졌고, 비싸며 만성질환을 만족스럽게 치료하지 못한다고 생각하기 시작했다. 그리고 의료가 예방보다는 치료에만 힘을 써 왔었다. 심신의학은 환자들에게 치료에 대해 자신이 컨트롤할 수 있게 하였으며 좀 더 값싼 비용으로 건강을 지키고 만성병에 더 효과적이고 건강을 유지할 수 있는 방법을 제공하였다. 이러한 심신의학 치료법에는 명상, 최면, guided imagery, 이완요법, 바이오피드백, 영적 믿음, 요가, 기공, 태극, 미술치료 등이 있다.

따라서 심신의학은 현대의학에서도 잘 확립된 현상이다. 마음과 신체가 둘이 아니라는 관점에서 본다면 심신의학은 정통의학과 불가분의 관계에 있다고 할 수 있다. 사람들이 적극적으로 원하여 많은 심신의학 치료들이 사용되고 있다. 이들 치료의 정밀하고도 과학적인 연구가 필요하며 특히 잘 계획된 임의적 대조군을 이용한 임상 연구가 절실하다. 많은 임상연구들이 심신의학 프로그램 사용으로 환자 및 일반인의 삶의 질 향상, 불안감 감소, 통증 정도의 감소 효과를 밝힌 바 있다. 따라서 전통적인 치료에 이들 치료의 접목이 환자들을 위한 좋은 치료방법일 것이다.

Melmed는 그의 책에서 심신의학의 근본 요소를 다음과 같이 정리하고 있다. 정신 신체증(psychosomatioc disorder)은 뇌, 특히 정서 상태와 생물학적 그리고 생리적인 신체활동의 상호 작용으로 나타나는 것임을 알아야 하고, 이들의 효율적인 치료를 위해서 교육을 받기 위해서는 우선 기질성 질환을 제외해야 하며 환자들은 자신들의 정서적 측면의 문제점을 간과하고 간접적으로 신체 증상만을 주로 호소한다는 것을 인지하고 개인 또는 사회적 변화 및 상황들이 신체적, 정신적 문제를 야기하는 요소임을 알아야 한다. 예로 퇴직, 실직, 사회의 무관심, 낮은 교육수준 등이다. 또한 내적 통제와 자신감은 서로 밀접한 관계가 있으므로 치료자는 환자 자신의 통제력 회복을 강조하여야 한다. 질병 자체를 잘 이해하고 환자의 잘못된 믿음을 고쳐야 하며 감정상태(우울증, 공황장애 등)에 대한 진단이 필요하다. 환자들이 자신의 정신적 문제를 나타내고 싶어 하지 않을 경우 굳이 환자들에게 진단명을 강조할 필요는 없으며 스트레스를 만든 요인들에 대한 집중적 분석과 치료가 더 중요하며 환자들이 참여하여 같이 만든 교육적인 치료 계획을 제공하며 심신의학은 비용이 저렴하여 효과적이다.

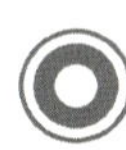

PART 03

미술치료

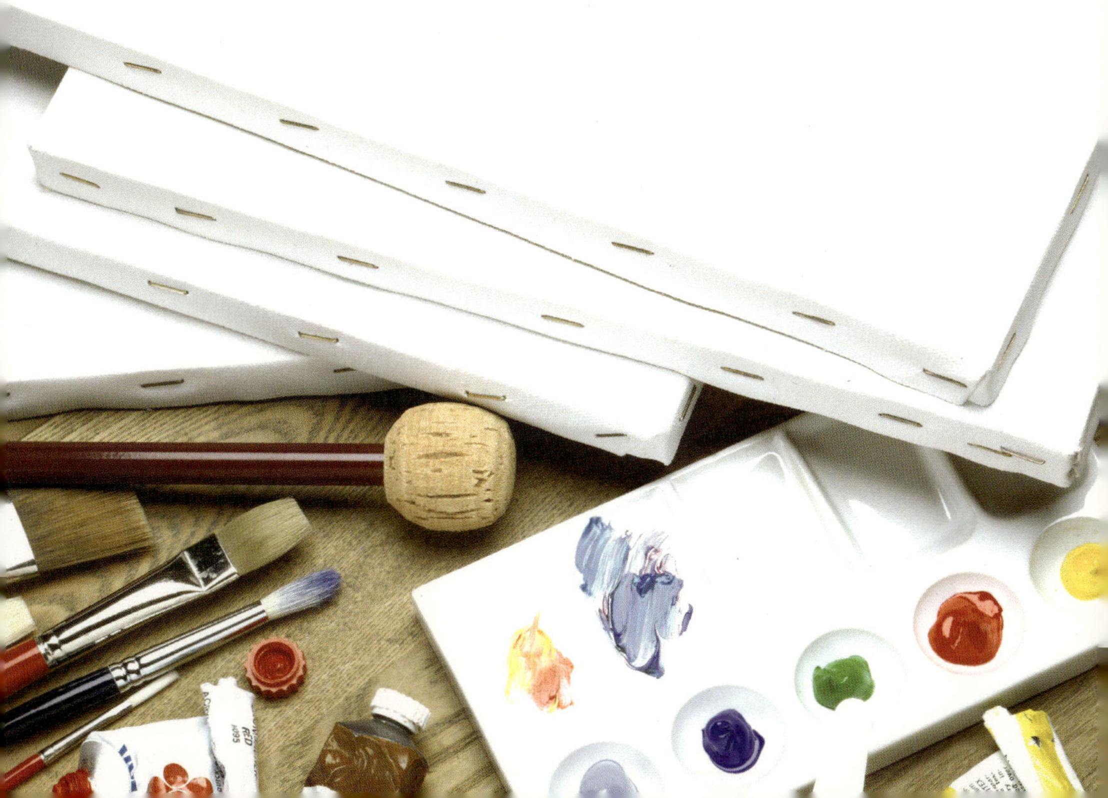

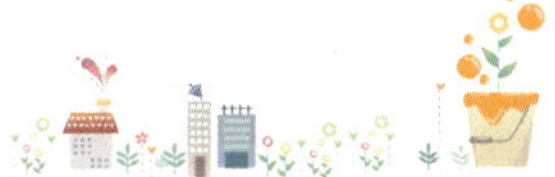

미술치료

1. 미술치료의 개념

미술은 인류의 역사와 함께 시작되어, 인간의 문화적, 사회적, 인격적 발달 과정을 증명하고 있는 예술로서, 인간의 삶과 밀접한 관계를 지니고 있다. 미술 활동은 인간 개인이 처한 삶의 어려운 상황을 표출하고 받아들일 수 있는 자세를 경험하게 한다. 모든 인간은 근본적으로 창조적 표현 욕구를 가지고 있으며, 창조적 예술 활동을 통해 종교적, 미적, 심리 치료적인 카타르시스를 경험한다고 Haase는 말하고 있다(Haase, 1973). 그러한 창작활동을 하는 과정에 치료라는 의미를 부여하고 있는 것이 미술치료이다. '주의를 기울이다'라는 뜻의 그리스어 therpia에서 유래된 치료라는 말의 사전적 의미는 병이나 상처를 다스려서 낫게 한다는 것이다. 즉 미술치료는 미술이라는 도구로 창작활동을 하는 과정에 치료라는 의미를 부여하고 있는 것이다.

미술치료는 전문가들조차도 완전한 합의를 통한 정의를 내리지 못하고 있는 상태이기 때문에 한마디로 정의한다는 것은 어렵다. 용어에 있어서도 회화요법, 묘화요법, 그림요법 등 다양하게 사용되고 있으며, 영어의 'Art Therapy'

도 예술치료, 예술요법, 미술치료, 회화요법 등으로 번역되고 있다. 예술치료를 번역하게 되면 미술만이 아니고, 음악, 연극, 시, 소설, 춤, 레크리에이션, 놀이, 작업 등 자기표현을 매개로 한 것을 모두 포함하고 있다.

미술치료라는 용어를 처음으로 사용한 울만(Ulman)은 "미술치료는 교육, 재활, 정신치료 등 다양한 분야에서 널리 사용되고 있으며, 어떤 영역에서 활용되고 있든 간에 공통된 의미는 시각예술을 활용하여 인격의 통합 혹은 재통합을 돕기 위한 시도"라고 정의하면서 치료적 측면과 창조적 측면을 모두 내포하고 있다고 주장하였다. 특히 Malciodi는 "미술치료는 내면으로부터의 표현이다"라고 말하며 내면세계의 이미지, 생각 그리고 사고가 가장 중요한 기본적 요소가 된다고 보았다. 이것은 미술치료와 일반 미술이라는 영역을 구분할 수 있는 가장 좋은 정의로서 미술치료가 추구하고자 하는 것이 외부세계에 대한 것보다는 개인의 내면에서 나오는 이미지를 표현하고 발달시키려는 것으로 활동도 내면의 이미지, 느낌, 생각 그리고 사고가 가장 중요한 기본적 요소가 된다고 보았다.

미술치료를 정의하는 과정에서 '미술'과 '치료' 중 어느 쪽에 더 중점을 두느냐에 따라 미술치료 학자들의 의견이 나누어진다.

첫째, '미술'을 중시하는 입장으로 미술에 관한 본질주의적 입장이다. 미술을 통한 창조활동은 심리적으로 불안하거나 병든 사람의 의식과 무의식, 현실과 공상을 통합하는 데 효과가 있다고 보는 것이다. 미술활동은 상상력을 동원하여 자발적으로 자기 자신을 표현하는 기회이며, 개인적인 변화와 감정적 보상, 성취감으로 이끌어 가는 경험이 된다고 본다.

둘째, '치료'를 중시하는 입장으로 미술에 대한 도구 주의적 입장이다. 미술은 치료자와 내담자 사이의 의사소통 도구로서 내담자의 정신을 분석하고 전달할 수 있는 상징이라는 입장이다. 미술작품은 사람의 감정이나 주제를 전달하는 데 효과적이고, 미술활동을 통하여 문제를 해결하고 갈등을 해소하여 긍정적으로 변화하고 성장하는 데 도움을 주어 내담자의 심리를 치료할 수 있다는 입장이다. 이러한 미술치료 입장에서 주의할 점은 치료활동을 하는 과정에서 내담자가 표현한 상징적 조형에 대한 의미와 주제 등을 충분한 대화활동 없이 자신의 입장에서 그 작품을 해석하는 것은 매우 위험한 것임을 인식하는 것이다. 다시 말하면 치료자가 자의적으로 내담자의 작품을 해석하는 것은 매우 잘못된 치료활동이 된다. 미술표현은 개인적인 관점과 문화의 영향, 과거의 경험과 같은 자신만의 독특한 환경에서 나온 것이며 자신의 느낌과 생각이 숨어 있는 것이다. 정신분석자들에 의하면 대체로 사람들은 자신의 믿음, 인상, 사고와 감정들을 자신이 보는 이미지에 투사하여 전이시키는 경향이 있다고 한다. 그러므로 치료자가 내담자의 작품에 대하여 아무런 대화활동 없이 자신의 입장에서 그 작품을 해석하는 것은 매우 위험한 것이다.

셋째, '미술'과 '치료'를 모두 중시하는 종합적인 입장이다. 미술의 창조적 활동이 가지고 있는 심리 치료적 기능도 인정하고, 또한 미술이 내담자의 심리를 치료하는 데 중요한 정보를 제공할 수 있는 상징적 도구라는 입장도 인정하는 것이다. 학자들의 의견은 서로 다른 의견을 가지고 있지만 실제로 미술치료 활동을 하는 미술치료사들은 미술의 본질적 힘과 도구적 힘을 모두 인정하면서 치료활동에 참여하는 경우가 대부분이다.

이상의 미술치료 개념에 대한 학자들의 의견을 간단히 살펴보았다. 어떤 의견을 선택해서 미술치료에 임하든 간에 미술치료는 비언어적인 수단으로 내담자의 무의식을 의식화하는 데 유용하며, 사회적으로 수용될 수 있는 방법으로 억제된 분노 등을 해소할 수 있는 정화의 기능을 가지고 있고, 내담자와 치료자 간에 긍정적인 치료관계 형성에 도움을 준다. 결국, 미술치료의 역할은 미술 창작행위 자체가 가지는 치유성, 내담자의 저항심의 감소를 통한 치료관계의 정립, 심리역동구조의 재정비라고 볼 수 있다.

모든 정신 및 심리적인 장애에는 증상이 따르기 마련이다. 미술치료에서 치료라는 것은 다른 모든 치료의 경우와 마찬가지로 증상의 경감이 선행되어야 한다. 미술치료에서 방법적인 면의 치료를 간단하게 묘사한다면, 정신이 혼란스러운 사람에게는 보다 마음이 구조적이 되는 것에 필요한 통제할 수 있는 미술재료와 지시적인 접근방법을 쓰는 것이고, 강박적으로 경직된 사람에게는 물렁하든지 헐렁한 재료를 쓰면서 비지시적인 접근방법을 쓰는 것으로 풀어준다는 것이다.

선, 면, 색, 형태, 이미지 같은 시각예술 언어는 비언어적 방식으로 사람들과 대화하게 한다. 미술치료는 개인의 성장과 통찰, 변화를 위해 미술표현이라는 비언어적 조형언어를 사용하는 방법이며, 생각, 감정, 지각 같은 우리 내면의 세계를 외부의 현실세계 및 인생경험과 연결시키는 수단이다. 미술의 표현활동이 치료적 기능이 있음을 간접적으로 경험하는 경우가 있다. 예를 들어 심한 스트레스를 그림 그리는 것이나 사진 촬영 등으로 해소하는 경우도 있고, 더 나아가 자신의 취미활동으로 하는 사람들도 있다. 어떤 사람들은 심한 정신적 스트레스를 낙서하면서 약간의 희열을 느끼기도 하고 그림으로 정리하면서 안정을 찾기도 한다. 이런 이유는 미술활동 과정이 어려웠던 자신의 생각을 명확하게 하여 심리적으로 편안함을 느끼게 하는 것이다. 이러한 활동들은 문제가 되는 감정을 초월해서, 즐거움과 기쁨을 주고, 긴장과 스트레스를 풀고 자신을 완화시키는 방법들이다. 미술활동이 창의적인 힘과 직관력을 자극하여 자신의 현재 상태를 변화시키고 자아를 표현하는 방법이 된다. 이처럼 미술치료는 미술의 이미지가 우리 자신이 누구인가를 이해할 수 있게 도와주고, 언어로는 설명할 수 없는 감정과 생각을 표현하며, 자아표현을 통해 삶을 풍요롭게 한다는 개념이 있으며, 개인의 자아인식, 감정적 변화 그리고 개인적 성장을 돕는 역할을 하고 있다.

미술치료는 인간관계를 향상시켜 남을 이해할 수 있는 원만한 성격을 만들어 준다. 인간은 태어나서부터 인간과의 관계 속에서 성장하고 정신 및 성격장애도 인간관계 속에서 형성되며 치료도 인간관계 속에서 해야 한다고 현대 심리학자들은 주장한다. 미술치료가 주로 집단으로 이루어진다는 것에서, 초기 발달단계에서 내면화를 돕고 결손을 안정하게 재연하고 거기에 대한 작업을 함으로써 인간관계를 회복하고 원만한 성격이 되게 도와준다는 것이다.

미술치료는 정상적인 사람들에게도 보다 풍부하고 의미 있는 삶을 살 수 있도록 도와주며, 유아에서 노인에 이르는 모든 대상에게 적용될 수 있다. 특히 아이들에게는 미술이 친숙하고 편안한 표현 방법이기 때문에 자신의 감정과 생각 등을 솔직하게 표현할 수 있다는 장점이 있다. 또한 성장이 빠르게 진행되고 있는 아이들에게는 자아가 형성되는 과정으로 외부세계의 자극에 민감하게 반응하므로 미술을 통해 정서적인 안정과 자기를 인지하고 표현할 수 있는 능력을 기르는 작업이 될 수 있다.

2. 미술치료의 역사

미술치료의 원초적인 뿌리는 창작미술을 통하여 개인이나 집단의 안녕(安寧)을 위한 인간 역사가 시작되면서부터라고 볼 수 있다. 미술표현의 욕구는 인간의 본성적인 충동으로 인류와 역사를 같이한다고 볼 수 있다. 또한 인간은 아름답게 꾸미기 위한 장식적인 목적 외에도 원하는 것을 이루기 위해 이미지와 기호를 사용한 미술활동을 했다. 인간을 앞으로 다가올 사건들에 대처하고 두려움이나 공포와 같은 강력한 감정을 조절하고 표현하며, 해롭고 두려운 존재로부터 자신을 보호하려는 주술적 목적으로 미술을 창조해 왔다.

고대 샤머니즘 의식, 부족, 무속화, 그리고 구석기시대의 동굴벽화 등도 미술치료의 기원으로 볼 수 있다. 이러한 벽화는 무속화 등은 자신들이 원하고 추구하는 것을 그려냄으로써 상징화 작업을 한 행위로 치료적인 의미가 부가된 것이라 볼 수 있다. 창작활동을 통하여 심리적인 문제를 해결하려는 노력이 일부 예술인들과 정신건강 전문가들의 관심사가 되어 온 것은 오래된 일이다. 그러나 미술치료 분야가 체계화되어 전문 직종으로 정착되기 시작한 것은 최근의 일이다. 미술행위가 치료적인 측면에 대한 관심과 이해가 시작된 것은 19세기 말에서야 시작되었으며 아동과 정신질환자의 그림에 관심을 보임으로써 환자의 상황과 연관이 있음을 인식한 것이 최초의 시도이다.

1987년 이탈리아는 시인 Ricci의 「아동의 그림에 대한 해석」을 필두로 하여 Barnes가 유전 심리학 잡지에 발표한 「아동화에 의한 연구」와 1926년 Goodenough의 「인물화에 의한 지능검사」를 비롯해 많은 정신과 의사들과 분석가들이 환자의 그림과 증상에 대한 연관성을 가지고 노력해 왔다. 또한 이들은 미술교사를 영입하여 환자들로 하여금 창작활동을 하게 하였다.

20세기 중반에 이르러 프로이트의 정신 분석적 이론과 경험에 입각하여 치료를 위한 미술 행위가 전문적으로 자리 잡게 된다. 그는 꿈속에 표현된 이미지와 무의식에 대한 이론들을 발전시켰으며, 미술표현은 인간 정신의 내면세계를 이해하는 방법이 된다고 하였다. 융은 이미지가 무의식 속에 남게 되면 인간의 행동에 부정적인 영향을 미칠 수 있기 때문에 감정이 실린 이미지를 의식으로 끌어내는 것이 중요하다고 생각하였으며 이를 할 수 있는 것이 미술활동이라고 하였다.

미술치료가 학문적 토대를 찾는다면 프로이트나 융의 정신 역동적 접근에서 찾을 수 있으나 현재의 미술치료와 같은 의미로 명명할 수 있는 활동을 시작한 사람은 미국인 나움버그라고 볼 수 있다. 1940년경 프로이트의 정신분석적인 이론을 바탕으로 한 나움버그는 미술치료 분야에 중요한 개척자로서 환자들로 하여금 자유연상적인 그림을 그리도록 하고 그 그림의 상징성을 통한 치료자의 해석을 목표로 하였다. 즉 미술을 치료과정에서의 도구로 보았다. 내담자들에게 자신의 꿈과 이미지를 단순히 언어로 표현하게 하기보다는 그림으로 그리게 함으로써 프로이트의 개념을 더 발전시켰다. 나움버그의 이론은 현재 미술심리치료라 하여 보편적인 방법이 되어 있다.

나움버그의 뒤를 이어 다른 이론의 입장을 가지고 있는 크레이머가 나타났다. 크레이머도 정신분석적 이론을 배경으로 하였으나 나움버그와는 달리 상징성을 통한 해석보다는 환자의 미술활동의 창조적 행위 그 자체에 치료적 가치를 두고 미술치료사의 입장은 해석이 아니고 환자의 부정적 감정이나 욕구를 통합하고 승화할 수 있게 도와주는 역할이라 주장했다. 즉 미술작품 제작의 치유 가능성은 특정한 심리적 과정들을 이끌어 내는 창조적 작업능력에서 발생한다고 했다.

이 둘의 대립되는 접근법은 울만을 통해 통합되기 시작하였는데 울만은 이런 사상을 바탕으로 절충적인 미술치료 접근법을 고안해 내어 미술치료의 확립과 발전에 주도적인 역할을 하였다. 현재에 이르러서는 물론 나움버그와 크레이머의 접근법이 바탕이 되고 있지만 임상에 있어서는 울만의 절충적 접근법이 활용되고 있으며, 현재의 미술치료 연구에서는 정신 역동적인 쓰임과 발달 분야에서는 인지적, 정서적인 과정을 중요시하는 발달 미술치료로 활용되고 있다.

미국의 경우, 1960년대 미술치료 전문학회가 창설되고 전문교육기관이 생기게 되었다. 미술치료를 실제적으로 적용한 사람은 Kwiatkowska로 1958년 미국 국립 정신 건강 연구소(National Instutue of Mental Health)에서 여러 환자들을 대상으로 미술치료를 실시하였다. 정신분열증 환자 및 신경증 환자들을 주로 가족미술치료를 통한 치료활동을 하였으며 그 기록은 「미술을 통한 가족치료와 평가(Family therapy and evaluation through art, 1978)」에 잘 나타나 있다.

이후 대상관계 이론을 미술치료에 접목한 Robbins 그리고 융의 적극적 명상을 도입한 Wallace, 미술을 자기지각을 강화시키는 도구로 사용한 Rhyne, 언어적 지능과 다른 시각적-공간적 지능을 재는 검사 기법을 만든 Silver, 절충적 접근을 시도한 Wadeson, 아동미술치료에 탁월한 Rubin과 Malchiodi 등으로 이어졌다. 이들은 현재에도 활발한 연구와 더불어 일선에서 치료활동을 펴고 있다.

이러한 활동에 힘입어 현재 미술치료는 미국 및 서구에서 새로운 치료 전문 직종으로 빠른 속도로 확산되어 가고 있다.

자세한 미술치료의 역사는 Ⅳ장 각 나라별 미술치료의 역사에서 다루기로 하겠다.

3. 미술치료의 적용 및 장점

1) 미술치료의 환경

미술치료에서의 미술작업은 내담자와 함께 활동함으로써 독특하고 역동적인 방법으로 매체를 통해서 심상을 구체화하여 미술작품을 창조해 나아가는 것이다. 이러한 작업을 하기 위해서 물리적, 시간적 환경 및 미술매체 그리고 치료사의 역할이 갖추어져야 한다.

(가) 물리적 환경

미술치료를 하기 위해서는 공간적인 환경을 확보하는 것은 매우 중요한 부분이다. 적당히 넓고 밝으며, 비교적 조용하고 개인적인 비밀을 보장할 수 있는 공간이 좋다. 내담자의 상태에 따라 치료실의 공간적 환경이 커다란 영향을 미칠 수 있으며 치료 방법도 영향을 받을 수 있다.

또한 작업 활동 결과 및 재료를 잘 보관하고 전시할 수 있는 공간도 확보되어야 좋다. 자신의 작품 활동 결과를 내담자가 확인하면서 변화를 느끼는 것은 치료 과정에서 매우 중요하며, 자신의 내면을 자극하여 새로운 사고를 유도하는 데 도움이 된다.

(나) 시간적 환경

미술치료의 시간 구성은 치료목표나 대상, 방법에 따라서 다양하게 결정된다(한국미술치료학회, 1994). 성격적으로 경직되고 강박적인 내담자에게는 시간을 충분히 주거나 특별히 치료시간을 제한하지 않고 작품의 완성시간을 줄 수 있으나 무절제한 내담자의 경우에는 시간제한을 철저히 지켜야 한다. 그러나 특별한 경우를 제외하고는 내담자에게 미술활동을 위한 충분한 시간을 주는 것이 필요하다.

대체로 주 1회 정도의 상담과 치료가 이루어지며, 첫 상담에서는 언어에 의한 접촉을 하며, 시간계획, 도구의 선택, 그림의 주제 선정 등 다양한 내용이 다루어진다.

2) 미술매체

미술치료사들은 다양한 매체를 사용할 수 있다. 대상과 치료시간의 구성 및 다른 요소들에 따라 목적에 부합되도록 선택한다. 이때 촉진과 통제가 고려되어야 한다는 것이 중요하다. 내담자의 자발성을 촉진하기 위해 충분한 작업공간과 다양한 매체가 제공되어야 하지만 너무 많은 양의 매체는 내담자를 질리게 할 수 있음을 지적하였다. 또한 쉽게 찢어지고 잘 부서지는 매체들은 내담자에게 좌절을 경험하게 하므로 지양되어야 한다고 했다. 매체에 대한 상대적인 느낌은 내담자에 따라 서로 다르므로 치료사는 개인의 욕구에 따라 민감하게 반응할 줄 알아야 한다.

3) 치료사의 역할 및 참여

치료자는 정신적 지지자이면서 동시에 기술적 보조자의 역할을 해야 하며 유능한 치료자란 내담자의 자아를 향상시킬 뿐만 아니라 치료사의 자아를 통제할 수 있어야 한다.

치료사의 역할은 개인치료와 집단치료에 따라 차이점을 보일 수 있다. Wreen(1965)이 제시한 집단상담 및 치료사의 역할과 차호원(1987)의 치료사로서의 역할을 참고로 하여 다음과 같이 제시할 수 있다.

첫째, 인간관계 형성자로서의 역할이다. 치료에 있어서 치료자와 내담자가 서로 신뢰할 수 있는 인간관계가 성립되는 것은 매우 중요하다. 둘째, 심리적 환경 조성자로서의 역할이다. 집단미술치료에서는 구성원들이 서로 상대방을 이해하고 수용해 주는 분위기가 조성되도록 해야 한다. 셋째, 대안 제시자로서의 역할이다. 내담자가 어떤 문제에 봉착하여 자신의 위치를 객관적으로 볼 수 없거나 발견하지 못할 때 치료사는 자료를 제공하고 어떤 대안을 제시해야 한다. 넷째, 직접적인 관여자로서의 역할이다. 가급적 직접적인 참여가 없는 것이 바람직하지만, 다른 역할을 수행하기 어려운 상황에서는 직접적인 관여도 필요하다. 다섯째, 규칙 제정자로서의 역할이다. 치료활동이 내담자의 활동을 허용하고 수용하는 것이 중요하지만 집단 활동을 위해서는 규칙과 규범이 필요하다. 여섯째, 치료결과에 대한 평가자로서의 역할이다. 모든 치료는 각 회기마다 도달할 목표를 설정해 두는 것이 효율적이며 결과를 객관적으로 평가할 수 있는 척도를 준비하여 평가한다.

4) 미술치료의 장점과 한계

(가) 미술치료의 장점

미술치료는 여러 가지 심리치료 활동 중에 한 가지라고 볼 수 있다. 연극치료, 음악치료, 독서치료, 무용치료 등 심리치료를 위한 여러 가지 활동이 있는데 각각 그 치료방법이 갖는 장점이 있다. 그래서 치료대상에 따라 적당한 방법을 선택하게 된다. 미술치료가 다른 종류의 심리치료에 비하여 상대적으로 가지고 있는 장점들이 있다.

첫째, 시각적 이미지를 활용한 의사소통 방법이다. 대부분의 사회활동은 언어활동을 통해 이루어진다. 하지만 언어적 능력이 떨어지는 사람들이나 너무도 능숙하여 자신의 감정을 숨기고 싶어 하는 사람들에게는 심리치료를 하는 과정에서 많은 어려움이 있다. 그러나 미술을 활용한 심리치료 활동은 시각적 조형언어를 사용하므로 언어장애나 정신장애를 겪고 있는 모든 사람들에게 적용 가능하다. 과대망상이 있거나 논리성이 결여된 사람, 정신과정이 와해된 내담자들은 말을 통해서 자신의 상태를 제대로 알리지 못한다. 그러나 내담자의 시각적 조형언어는 관심을 갖는 내용과 심리상태가 직접적으로 표현되므로 내담자의 상태를 이해하는 데 많은 도움이 된다.

프로이트는 꿈과 감정이 무의식적으로 시각적 형태로 나타나지만 언어로 표현하지 못하여 정신적 좌절감을 경험하게 된다고 생각하였다. 그리고 이러한 시각적 형상은 언어적 개념보다 인간의 무의식과 밀접하기 때문에 시각적 형태의 조형언어로 표현하는 것은 정신적으로 겪는 고통이나 좌절감을 경감시켜 줄 수 있다고 보았다.

미술활동은 치료자와 내담자 간에 시각적 대화의 방법이 되고, 또한 언어적 대화를 촉진할 수 있는 보조적인 수단이 될 수 있다. 시각 조형언어 표현활동은 사람들이 가지고 있는 무의식을 쉽게 끌어내어 치료자에게 시각적으로 다가오기 때문에 심리치료를 위한 중요한 단서를 제공한다. 언어에 문제가 있는 내담자들의 경우에는 미술을 통한 표현이 그들의 상태를 제대로 알릴 수 있게 하고, 내담자가 자신의 아픔뿐 아니라 자신의 감정, 장점, 능력까지 보여 주도록 한다. 이러한 시각적 표현 결과는 내담자에게도 자신이 알고 있지 못했던 문제를 보여 주고 문제를 언어적으로 표현하는 데 많은 도움을 준다. 그래서 자신의 느낌이나 경험을 포괄적으로 언어화하지 못하는 아동들에게는 특히 유용한 의사소통 방법이라 할 수 있다.

미술표현은 선형과정이 아니므로 맞춤법이나 논리, 문법, 구문법 등의 언어법칙에 얽매일 필요가 없기 때문에 여러 가지 갈등을 동시에 표현할 수 있다. 미술치료사 Harriet Wadeson은 이를 미술의 동시표현성, 복합 공간구조(spatial matrix)라고 불렀다. 이는 공간, 색, 그리고 선을 이용하여 상호관계를 표현하려는 미술의 능력이다. 언어로 설명하려면 여러 단락이 필요한 내용이 한 장의 그림으로 더 쉽게 표현될 수 있다는 것이다. 언어와는 달리 미술은 구조나 조직을 위한 일정한 규칙을 가지고 있지 않기 때문에 그림 안에서 모호하고 혼란스럽고 상반되는 요소들이 같이 존재할 수 있다. 모순적인 요소들을 포함하는 미술의 이러한 능력은 갈등의 경험과 감정을 종합하여 통합할 수 있도록 도와준다(최재영·김진연 역, 2000:24).

둘째, 미술치료는 무의식의 심상을 표현한다. 정신분석자들은 미술작품에 표현자의 의식, 전의식, 무의식의 세계가 나타난다고 보았다. 미술은 내담자의 생각이나 느낌과 같은 의식뿐만 아니라, 의식할 수 없으나 심리적 기능에 잠재적으로 영향을 줄 수 있는 무의식을 표현한다는 것이다. 미술활동은 내담자의 무의식이 마음속에 잠재되어 있다가 어떤 변형된 형태로 표현되는 효과적이다. 이러한 활동은 개인의 진실한 자아를 찾는 데도 도움을 준다. 즉 미술로 자신에게 내재되어 있던 심상을 표현하는 과정에서 새로운 시각으로 내 자신을 이해하는 새로운 방법을 갖게 되고 변화시키게 된다.

미술활동에 심취한 사람들은 의식과 무의식을 오가며 작업을 하는 것으로 볼 수 있다. 사람이 혼이 빠진 사람처럼 그림을 그리기도 하고 다른 무엇인가가 조정하는 듯한 느낌을 받을 정도로 정신없이 작업을 하기도 한다. 미술치료 활동에서도 내담자는 그림을 그리는 동안 생각과 느낌이 더 깊어지면서 자신이 가지고 있던 무의식적 심상을 표현하기도 한다. 작품 활동 후에도 치료자와 내담자가 서로 상호 작용을 하다 보면 내담자 자신도 모르는 것을 알게 되는 경우를 볼 수 있다.

셋째, 내담자가 심리적으로 부담감을 느끼지 않는다. 미술치료는 나이나 능력에 관계없이 누구나 할 수 있는 간단하고 다양한 미술활동을 통해 문제점을 진단하고 경감시키는 과정이다. 그리고 미술활동을 통해 문제점을 진단하고 경감시키는 과정이다. 그리고 미술활동은 어려서부터 경험하게 되는 친숙한 활동이며 미술 표현능력과는 전혀 상관없기 때문에 내담자로부터 거부감을 줄일 수 있다.

모든 내담자가 미술활동을 즐기거나 좋아한다고는 할 수 없으나 다른 심리치료 매체보다 개인적이며 비언어적이어서 치료자와의 관계가 덜 위축되고 불안해하는 특징이 있다. 예를 들어 아동이나 청소년에게 상담 초기에 언어적 진술은 내담자가 매우 거부감을 느끼며 방어적인 자세를 취한다. 하지만 가소성이 있는 찰흙이나, 크레용, 연필 등 다양한 미술도구로 표현하게 하고 그 표현물과 대화를 하는 과정은 내담자에게 편안함을 준다. 그리고 치료 회기마다 재료나 주제가 바뀌면서 다양하게 진행되고 직접 참여하는 활동이어서 흥미를 가지고 능동적으로 참여할 수 있다.

넷째, 활동 자료가 영속성을 지닌다. 미술작업 결과물을 보관하기 편리하며 내담자의 발전 과정을 알아보는 데 중요한 자료로 활용된다. 미술치료 기간 동안 작업한 미술표현을 되돌아보는 것은 내담자가 시간의 흐름에 따라 주제와 사건, 느낌 그리고 생각의 양식과 변화를 볼 수 있도록 하는 것이다. 내담자들도 자신의 변화 과정을 보며 발전된 모습은 상담치료에 대한 확신을 가지게 하며 더욱더 열심히 치료 활동에 임하게 한다. 그리고 작품을 필요한 시기에 재검토하고 피드백할 수 있어 치료 효과를 높일 수 있다. 미술치료 활동의 결과로 수집된 자료들은 영속성이 있어 비슷한 다른 내담자를 치료하는 데도 치료자에게 중요한 자료가 될 수 있으며 미술치료를 공부하는 후학들에게도 많은 도움을 줄 수 있는 자료로서도 가치를 지닌다.

다섯째, 자아존중감을 향상시킬 수 있다. 미술치료는 감정적 해방과 자신에 대한 이해가 증가하면서 자아존중감이 높아진다. 미술치료 대상자들은 일반인에 비하여 자아존중감이 많이 떨어진다. 이러한 내담자들에게 자신의 작품을 직접 만들어 가진다는 것은 매우 가치 있는 일이다. 미술치료 내담자들 중의 다수가 자신의 작품에 대한 가치를 새롭게 깨닫는다. 치료 과정을 거치면서 자신에게 의미와 가치가 있는 대상을 창조하면서 심리적 뿌듯함을 느끼는데 이것이 미술치료의 가장 큰 매력이 될 수 있다.

Malchiodi(1998)는 미술활동은 자아개념을 형성하는 데 도움을 주며 위험한 상황과 실험을 이겨낼 용기를 주고, 새로운 기술을 습득하고 자신의 인생을 풍요롭게 할 수 있는 활동이라고 하였다. 자신의 손으로 직접 무엇인가를 만들고 독특한 어떤 것을 만들 수 있다는 것을 깨닫는 창조과정은 명백한 미술치료의 장점으로 보았다. 자신의 상상을 통해 자신의 손으로 새로운 창작을 한다는 것은 한 개인에게 있어서 의미 있는 작업이며, 미술활동은 우리 자신의 여러 측면들을 다룰 수 있다고 하였다. 어린 시절의 그림으로 긍정적인 과거의 경험을 불러일으킬 수도 있고 콜라주를 통해 이미지를 만들거나 찰흙 작업을 통해 성취감을 얻을 수 있다는 것이다.

미술치료 활동은 고통을 덜기 위해 강렬한 감정을 표출하는 과정을 통해 감정적 해방을 경험하게 한다. 그리고 자신이 가지고 있던 위축이나 조증, 신경증 등의 문제를 미술로 표현하면서 감정의 정화를 경험하게 된다. 내담자들은 미술작품을 제작하면서 기분을 환기시키고 이완시키는 생리학적 반응은 감정적 스트레스를 완화시켜서 내적 안정과 평안을 준다. 이러한 감정적 문제를 해결하기 위한 창작활동은 자신감을 심어주고 나아가 자아존중감을 높여준다.

그 밖에, 다양한 창작 과정을 통하여 발달장애 아동의 정상 발달을 촉진시키고, 집단치료 프로그램 등을 통하여 대인관계와 커뮤니케이션 등의 기능을 높일 수 있으며, 특수아동은 물론 성인, 노인치료까지 부작용 없이 광범위하게 적용할 수 있다는 장점이 있다.

(나) 미술치료의 한계

미술치료란 치료를 받는 사람이 적극적으로 미술창작 활동을 하게 함으로써 미술이 미술가들에게 줄 수 있는 모든 긍정적인 심리적 효과들을 정신치료 과정에 응용하는 것이다. 그러나 미술치료가 가지고 있는 한계점이 있다.

첫째, 모든 사람들에게 미술치료가 효과적일 수는 없다. 사람들에 따라서 자기가 좋아하는 예술 분야가 있다. 미술, 춤, 음악, 시, 연극 등을 활용한 표현예술치료활동이 있는 것처럼 사람의 심리치료를 위한 예술 분야는 다양하다. 심리치료를 위한 과정으로 미술을 활용하지만 치료대상자가 미술을 잘해야 효과를 보는 것은 아니다. 오히려 미술표현을 잘하는 것보다는 미술활동을 좋아하는 사람들에게 효과적인 치료방법일 수 있다. 이와 마찬가지로 어떤 치료대상자가 음악에 대한 흥미와 관심이 다른 분야보다 많다면 음악치료가 다른 치료보다는 효과를 볼 가능성이 훨씬 높다고 할 수 있다. 치료대상자가 능동적으로 참여하고 즐거워한다면 결과에 관계없이 그 과정만으로 많은 치료 효과를 보고 있다고 볼 수 있다.

미술치료는 비교적 다른 심리치료 활동보다 대부분의 사람들이 거부감 없이 쉽게 접할 수 있지만 치료대상자의 개인적 특성에 따라 다른 분야의 치료 활동이 효과적일 수 있다.

둘째, 미술치료의 일반화는 한계가 있다. 미술치료는 치료자와 내담자 간의 상호 작용에 의하여 효과를 볼 수도 있다. 우선 치료자가 내담자를 만나 치료계획을 세우고 치료과제와 매체를 선정하는 자체가 짜인 교육과정에 의한 것이 아니라 매우 주관적인 활동이다. 그러므로 미술치료의 과정 및 결과를 지나치게 일반화하는 것은 미술치료에 무지한 사람들의 욕심이다.

예를 들어 미술치료에서 "검은색을 많이 쓰면 우울증의 염려가 있고, 붉은색을 거칠게 쓰면 공격성이 있으며, 한쪽으로 쏠리게 그린다거나 화면을 성의 없이 비워두면 대인관계에 문제가 있고, 인물의 눈, 코, 입을 안 그려 넣으면 죄의식이 심하다"라는 식으로 단순한 등식이 성립되는 것처럼 말하는 것은 매우 잘못된 생각이다.

마지막으로 그림을 해석하기 위해서는 환자에 대한 많은 정보와 관찰을 바탕으로 한다.

사람들은 미술관에 걸려 있는 예술가들의 작품을 보면서 단순한 분석을 요구하지 않는다. 예술가들의 작품은 눈에 보이는 것 이상의 것이, 어떤 숨은 의미가, 심오한 상징이 내포되어 있다고 잠정적으로 생각하기 때문이다. 그들의 작품은 자주 찾아가 보아야 하고, 오랜 시간을 두고 음미해야 하며, 천천히 그리고 신중히 이해하려고 노력해야 한다고 믿는다. 필요할 때는 그의 전기도 읽어 보고, 미술사나 비평가들이 써 놓은 작품에 대한 해석도 읽어보고 싶어진다.

미술을 모르는 문외한도 '너무 어려워서'라는 말로 자신의 해석을 대신한다.

그러나 정신병 환자들이나 일반인들의 그림에 대해서는 단순한 일반론을 도출해 내고 싶어 한다. 이와 같이 그림을 정신병 혹은 심리적 문제의 증후로만 읽으려고 하면 내담자가 그림 속에 담은 메시지나 소리를 질러보고 싶은 표현을 간과하게 된다.

그것은 '그 사람이 문제가 있다'는 것만 아는 공허한 판단으로 끝날 뿐이지 그 사람의 고통을 함께 느낀다거나 어려움을 함께 헤쳐 나가려는 치료의 자세는 아니다. 미술치료는 내담자의 문제를 정확히 알아내는 것이 아니라 내담자에 대한 많은 정보와 관찰을 바탕으로 이해하려고 노력하는 활동이다.

4. 미술치료의 접근방법

미술치료는 미술, 정신의학, 심리학 등 여러 분야의 이론들이 결합된 학문이다. 이에 따라 여러 가지 접근법이 생기게 되었다. 프로이트의 정신분석학적 접근과 융학파의 분석적 접근 방식에 의한 정신 역동적 접근과 Adler의 이론, 현상학, 게슈탈트, 인간중심주의 등의 인본주의적 접근이 있으며, 그 밖에 행동, 인지, 발달적 접근 등이 있다.

1) 정신역동적 접근

(가) 정신분석학적 접근

정신분석적 미술치료는 프로이트의 이론을 근간으로 분석가들이 꿈의 해석,

자유연상, 저항과 전이의 분석과 해석 등의 기법을 사용하는 활동으로 자유연상과 꿈의 내용을 전달하는 데 있어서 그림을 사용하였다. 이처럼 정신분석가들은 인간의 무의식을 시각적으로 표출하는 수단으로 미술활동을 활용하고 있다.

정신분석적 미술치료는 내담자가 자유롭게 자신을 표현하게 하고 표현된 미술작품의 조형언어를 분석하여 치료에 활용하는 방식이다. 즉 정신분석 미술치료사들은 내담자의 무의식적 심상을 스스로 표출하게 하여 그 사람의 내면세계와 의사소통하는 방식으로 치료활동을 한다. 꿈과 같은 무의식의 세계를 미술활동을 통해 의식화시키는 작업이 정신분석적 미술치료인데 꿈은 억제, 방어되어 오던 것들이 위장되어 있으므로 미술작품은 꿈속에 내재된 의미를 알 수 있게 한다. 정신분석적 미술치료에서는 마음과 반대로 나타나거나 행동하는 반동현상의 투사, 승화와 같은 방어기제들은 무의식과 절대적인 관계로 중요하며 그림을 통한 무의식의 반영이 치료의 핵심이다.

미술심리치료의 발전 모태가 되는 대부분의 정신분석적 미술치료를 이론적으로 확립한 사람은 나움버그이다. 그녀는 내담자들이 꿈과 환상의 모습을 떠올리는 과정을 통하여 심리적 해방감을 느끼게 된다고 하였다. 문제를 가진 내담자가 억압에 의한 치료적인 효과뿐만 아니라 치료자와 의사소통의 자료가 된다. 표출된 심상은 중요한 상징성을 가지고 있어 현대 미술치료에서는 진단도구와 치료도구로 사용되고 있다. 정신분석가들은 미술을 치료나 진단의 보조적 수단으로 활용하였으나 나움버그는 미술치료의 주된 매체로 사용하고 '역동적 미술치료'라고 명명하였다.

프로이트는 아동들은 성인에 비해 자유연상 능력이 결여되어 있으므로 그림이나 창조적 매개체를 이용하여 표현하게 하는 것이 언어의 사용보다는 의사소통을 용이하게 해 준다고 하였다. 또한 내담자에 따라서는 무의식적 동기를 환기시켜 의식 수준으로 전환시키는 방법으로 미술작품을 활용하는 것이 매우 효과적인 경우도 있다.

정신분석적 미술치료의 목적은 첫째, 문제의 원인인 내면화된 갈등이 억압된 자료를 표현하게 하는 것이다. 둘째는 내담자로 하여금 이전에 숨겨졌던 생각과 느낌이 작품에 표현되어 자신을 생각하는 통찰력을 길러준다. 셋째는 치료과정을 정서적이고 인지적으로 이끌어 자신의 행동과 어떻게 연관되는지에 대한 내담자의 통찰력을 기르도록 도와준다. 넷째는 통찰을 통하여 학습한 것을 치료과정과 일상생활에서 지속적으로 재학습하도록 도와준다. 치료자의 역할은 질문, 명료화, 직면, 해석 및 중재기법을 사용하여 내담자가 자신의 부적응적 사고와 행동양식을 이해하고 통제하도록 도와주고, 내담자의 미술을 상징적 언어의 형태로 보고 가능한 자유롭게 자신을 표현하도록 도와주는 것이다(Brenner, 1976).

(나) 융(Jung) 학파의 분석적 접근

융의 치료 방법은 모든 생명체가 가지는 자연스러운 성장경향에 근거를 두고 있다. 성장과 자기 발전의 능력, 더욱 분화된 형상의 계발을 통하여 문제점들을 초월하는 능력을 치료방법으로 사용한다. 생명체에 대한 중요한 상징으로 나무를 예로 많이 들었으며, 성장 장애를 치유한다는 것은 바로 나무의 성장력을 자유롭게 하며 그것을 지지하고 강하게 해 주는 것이라고 하였다.

융은 근본적으로 해결할 수 없는 문제가 존재하지 않는다는 확신을 가지고 있었다. 문제가 해결되는 것은 문제 자체가 해결된 것이 아니라 새롭고 더 강한 문제를 만나면서 힘이 약해진 것이라고 하였다. 문제가 억제되고 무의식화되는 것이 아니라 다른 새롭고 더 강렬한 문제 때문에 본래의 문제가 의미를 잃거나 다른 것으로 변해 버린다는 것이다.

융은 고유한 개인적 형상은 상징과 꿈을 통해서 발견될 수 있다고 보았다. 꿈과 상징은 의식세계를 넘어 더 깊이 내재한 발전의지의 근거를 보여 주며, 이러한 내면의 심상들은 자율적 상상이나 꿈, 환상을 통해 형상화된 그림으로 나타난다고 보았다. 그림은 내담자 현재의 정신적 문제를 설명하는 것이며, 내담자는 그림 그리는 행위를 통해 자기 자신을 형상화할 수 있다고 보았다. 즉 내담자는 그림을 그림으로써 자신과 자기 고유의 존재형태를 만들어 가는 것으로 보았다.

융학파의 치료자들은 내담자들이 심리적 갈등과 문제들을 극복하는 데 꿈이나 기억의 이미지가 감정과 어떤 관계에 있는지를 시각적으로 표상하도록 하여 자신의 개인적 위기를 그림이나 조소활동을 통해 생동감 있는 통찰을 얻도록 하였다. 융(1964)의 분석적 미술치료는, 프로이트(Freud)와는 달리 인간의 심상을 임상적 자료로 사용하기보다는 내담자의 개인적 요소와 원형적 요소를 종합하는 방식으로 내담자와 치료자 간의 상호통찰과 이해의 자료로서 사용하였다. 그는 무의식으로부터 나온 심상을 그려내는 데 중요한 역할을 했던 능동적 심상화 기법, 즉 심상이 일어나는 동안에 무엇이 진행되고 있는가를 깨어 있는 상태에서 충분히 볼 수 있는 것에 대하여 논의하였다. 또한 그는 내담자의 그림은 종합적으로 해석되어야 한다고 지적하고 그림을 지적, 감정적으로 이해해야 한다고 했다.

2) 인본주의적 접근

인본주의적 미술치료는 현상학적 미술치료와 게슈탈트 미술치료가 있다. 특징은 인간 중심적이고 치료과정에서 태도와 의지를 중요시하여 인본주의 철학을 바탕으로 하고 있다. 인간은 공동체적인 의미가 아니라 한 개인의 삶이 총체적으로 연구되어야 하고 적응과 긴장의 부재보다는 의미와 주체성을 제공하는 자기실현과 성취가 삶에 의미와 자기 정체성을 주는 기본적인 인간의 목표라는 것이다.

미술치료의 인본주의적인 접근은 치료자가 내담자를 환자로서 인식하는 것이 아니라 한 인간의 존재로 보고 형식적인 관계가 아닌 인간적인 마음가짐으로 대하는 것이다.

인본주의 치료는 어디까지나 인간이라는 존재를 인정하고 인간이 삶에서 주체가 될 수 있도록 의지를 강화시켜 주고 여러 가지 삶에서 주체에 대한 위기를 창조적 표현 생활양식으로 통합하고 조절하도록 도와준다. 사실 현대의 각박한 개인주의와 이기주의로 인해 부정적인 사회상을 가지고 살아가는 현대인들이 많으며 그 사회 속에서 정신적인 혼란을 겪고 있는 사람들에게 주체성 상실의 위기, 정체성 위기로 나를 잃어버리게 되는 위험한 경우가 난무하기 때문에 인본주의적인 치료가 적합하다고 할 수 있다.

(가) 현상학적 접근

현상학은 모든 대상들을 철학적으로 관찰하며 주관적인 경험을 강조하는 철학이다. 현상학의 기본개념은 현상학자 후설(Husserl)이 주장하는 의도성(intentionality)에 있다. 의도성은 내가 보고 있는 것에 열중하는 것이며 우리들의 의식은 어떤 대상과 항상 관계하고 있다는 것을 의미한다. 그러므로 내담자들은 의도성을 통해서 새로운 세계를 분석하고 생활 속에서 자기와 관계하는 대상들을 찾으려 한다. 의도성은 신체와 더불어 존재하기 때문에 신체는 의도성으로 가득 차 있다. 예컨대 우리는 신체를 통해서 세상을 지각하고 있다. 또한 많은 학자들은 의도성이 정서에도 있다고 한다. 특히 대상과 관련된 정서의 의도성에 있어서는 하나의 추가적 요소가 나타난다(Rubin, 1987).

현상학적 미술치료는 인간관계를 중요시한다. 치료적인 측면에서도 치료 기법의 차이가 치료의 호전에 결정적인 역할을 하기보다는 내담자와 치료자 간의 상호관계 측면을 강조한다. 이런 현상학적 미술치료의 특성 때문에 적용에 있어서 개인 또는 집단 상담, 가족치료, 부부치료와 같은 발달적 위기, 실존적 관심과 자기 향상이 추구되는 내담자에게 유용한 치료가 될 것이다.

현상학적 미술치료의 특성에서 가장 중요한 것은 반드시 내담자에게 선택권을 주어야 하며 자유롭게 표현 활동을 한 후 자신의 미술작품에 대해 의도성을 가지고 관찰하고 묘사하는 과정을 통해서 목적을 달성할 수 있다. 현상학적 미술치료는 첫째, 미술치료를 받는 내담자들이 미술을 통해 투사하는 직접적인 경험이다. 둘째, 직접적인 경험으로 내담자들이 자신의 눈과 즉각적인 의식을 통해 무엇이 나타나는지 경험하는 것이다. 이는 묘사와 논의, 통합의 3단계를 거쳐 실시된다. 이 단계들을 통해 내담자는 자신이 만든 현상과 대화하여 새로운 것들을 발견하고 관찰하면서 의식이 깨어나게 되어 본연의 자아를 발견하게 되는 것이다. 즉 이전의 작품과 치료의 작품을 비교해서 내담자는 자신의 작품 속에서 되풀이되는 요소와 주제를 발견할 수 있다. 이러한 작업을 통해서 자신의 자아를 인식하고 현상학적 통합을 이루게 되는 것이다.

(나) 형태심리학적 접근–게슈탈트 미술치료

1960년대 Fritz S. Perls에 의해 시작된 게슈탈트 미술치료는 인본주의 미술치료의 대표적인 모형이다. 이 접근은 내담자가 자기 자신에 대한 치료를 수행할 수 있도록 함으로써 내담자 스스로가 해석하며 직접 진술을 하고 의미로 발견하도록 하는 자아의 통합이 목적이며 의미이다. 치료는 사람이 스스로 자기 삶의 문제를 잘 다룰 수 있다는 기본 가정 아래서 출발한다. 치료자의 역할은 내담자들에게 자신이 느끼고 경험하는 데 있어서 방해되는 장애물을 자기 스스로 인식하도록 함으로써 내담자가 자신의 존재에 대해 충분한 경험을 하도록 돕는 것이다. 즉 내담자는 과거에 해결하지 못하고 쌓아 두었던 과제를 현재에서 인식하고 경험하도록 해야 하며 갈등을 치료자에게 얘기하는 간접적인 방법보다 내담자 스스로가 직접 경험을 해 봄으로써 점진적으로 각성 수준을 넓혀 나가며 자신도 깨닫지 못했던 자신의 여러 부분들과 단편적인 부분들을 통합한다. 게슈탈트 미술치료는 내담자에게 그림을 그리는 작업뿐만 아니라 치료사가 아닌 내담자 스스로가 자신이 만든 작품에 대한 이해와 인식을 요구한다.

게슈탈트 미술치료와 관련된 기법을 보면 게슈탈트 꿈 작업(dream work) 기법은 미술치료기법과 유사하며 시각적 심상에서 자발적으로 표현된 의미에 대한 내담자의 의식을 불러일으킨다. 꿈의 형태를 그들 자신이 만들어 냈다는 것을 인식하게 한다. 즉 꿈을 현실화하고 재연시켜서 지금 일어나고 있는 것처럼 재생시키는 것이 목적이므로 미술매체를 통해 생생하게 끌어낼 수 있다. 또한 점토작업 게임이나 느낌에 대한 그림 그리기 기법, 선 게임 등도 게슈탈트 미술치료 방법이 될 수 있다.

게슈탈트 미술치료사는 모든 내담자가 그들 자신의 시각적 메시지로 그들의 요구와 자원을 인지하기 위해 최대한으로 잠재력을 활성화시키는 방향으로 노력해야 한다.

Arnheim(1972)은 내담자가 만들어 낸 심상을 행동 패턴과 동일 구조라고 가정하여 그림에서 인지된 구조의 역동성은 행동패턴의 인지로 바꾸어질 수 있다고 보았다. 구조화된 게슈탈트 미술치료에서는, 내담자에게 정서적으로 괴로움을 겪고 있는 일련의 단어에 대한 추상화를 그리게 하고(예컨대, 분노, 공포, 슬픔, 놀람 등), 그린 그림을 동시에 볼 수 있게 정리하여 토의한다. 치료사는 선과 형에 포함된 방향성에 유의하여 주목을 끄는 형태를 확인하고 시각적 도형이 내담자의 실제 생활에서 현재의 관심과 어떻게 관련되는지를 질문하여 내담자가 설명하게 한다.

(다) 인간중심적 접근

과도기적 청소년 시기는 인간중심 치료가 가장 필요한 시기다. 그러나 긴 인생과정에서 청소년기에만 정체성의 위기를 느낀 것이 아니다. 정체성의 위기란 삶의 단계 어디에서나 일어날 수 있기 때문에 한 개인의 총체적인 부분이 연구되어야 한다. 인간중심 미술치료는 전인격의 통합(Holistic personality integration)을 중요시한다. 인간이 가지고 있는 마음과 신체의 조화로운 협력이 그 목적이며 삶에서의 고통, 불안 등을 회피하는 길을 찾는 대신 창조적 표현을 통하여 정신적, 신체적 안정을 찾는 것이다.

인간중심 미술치료에서는 치료자가 내담자를 정신질환자로 인식하지 않고 삶의 적응과정에서 특정의 문제에 당면한 것으로 본다. 그래서 삶의 의지와 삶의 형태를 창출하는 가운데서 주체성과 의미를 갖게 하는 능력을 발달시키고 강화하는 것이 치료의 하나이다.

인간중심 미술치료에서 강조하는 전인격적 통합은 몸과 마음, 영의 조화로운 협력을 말한다. 그래서 내담자가 두려움이나 불행, 불만에서 회피하려는 것보다는 진정한 표현의 성취로부터 나오는 기쁨, 흥분을 얻고 이러한 느낌들을 어떤 창조적 양상으로서의 정직한 표현으로 변화시키는 것이다. 자신의 정체성을 경험한 사람은 물론 타인의 통합성, 주체성, 개성, 이상주의를 인정하고, 그러한 통합 철학은 관심, 돌봄, 동정의 삶의 방식을 이끌어 낸다. 그러나 그것은 자아실현, 자율성, 진실성의 통합으로부터 유기적으로 흘러나온다(김동연, 1994).

삶에 있어서 절대적이라는 기준을 없애는 것에 중요한 목표를 두고 있는 인간중심 미술치료는 자신 스스로 치유하려는 의지와 자가 치료적인 치유 능력을 통해 자신의 문제와 고통을 경감하고 해결할 수 있도록 도와주는 접근법이다.

인간중심 미술치료에서 가장 중요한 목표는 삶에 있어서 절대적이라는 기준을 없애는 것이다. 인간은 존재의 특성상 한 가지 마음의 구조를 갖고 있는 것이 아니라 이드, 자아, 초자아 등 여러 요소들을 가지고 있기 때문에 절대적이라는 것은 언제나 부작용을 일으킨다. 따라서 사랑과 미움 강함과 약함만이 존재하는 것이 아니라 강한 사람이 약해질 수도 있고 사랑하다가도 미워질 수 있는 것이 인간임을 인식시키고, 둘 중 하나를 판단하고 절대적이라는 태도를 배제하는 것이 인간중심 미술치료 본연의 의미라 하겠다.

(라) 인지, 행동, 발달적 접근

① 인지주의적 접근

인지는 아는 과정이며 외부세계를 조절하는 수단이다. 미술치료에 있어서 인지적인 접근은 미술의 어떤 요소들이 인지 능력을 발달시키는가 하는 역할을 의미하며, 외부세계로부터 오는 자극을 조절하는 수단으로 본다.

인지는 정서와도 상호 작용의 관계를 갖는다. Silver(1983)는 그림의 관찰을 통해서 공간 개념을 발달시키고, 색의 농담조절을 통해 계열적인 순서에 대한 개념을 개발하고, 찰흙으로 모양꾸미기를 통해 공간, 순서, 분류의 개념을 발달시킬 수 있다고 하였다. 그래서 인지적 접근은 말로써 생각이나 감정을 분명히 나타내는 데 어려움이 있는 정서장애 아동이나 성인들에게 유용하다.

② 행동주의적 접근

행동주의적 치료는 무의식이 반영된 그림에 중요한 의미를 두지 않고 객관적으로 측정이 가능한 행동만을 수용한다. 이런 점에서 정신 역동적 치료와 서로 상반되는 듯하지만 강화, 전이현상, 통찰의 적용 등 유사점이 많으며 서로 상호보완적인 관계를 포함하고 있다.

정신역동적인 미술치료에 있어 치료사들은 내담자의 특성에 따라 치료적 특성이 다르다. 위축되고 자존감이 낮은 내담자에게 칭찬을 하고 격려를 해 주었다면 이것은 '강화'라 하는 행동주의적 접근을 활용한 것이다. 이는 미술치료에 행동치료기법을 직접 적용한 것으로 정신역동적 이론에 바탕을 두고 있는 미술치료와 행동주의 이론이 절충된 것이라 할 수 있다.

행동주의적 미술치료는 정신지체아, 정서장애아 등의 발달장애 아동이나 행동문제를 지닌 성인에게 유용한 접근법이다. 행동의 강화를 통해 점진적으로 목표행동에 접근시켜 가는 '행동형성기법'은 치료활동에서 실제적으로 유용하게 사용되고 있다.

③ 발달적 접근

인간은 출생과 함께 발달이 진행되기 시작한다. 인간은 대체로 비슷한 발달 과정을 가지고 있으나 각 개인마다 조금씩의 개인차가 있다. 아이는 보통 엄마에 의해 양육되나 점차적으로 하나의 독립적인 존재로 분리된다. 하지만 이 분리단계에서 신체적, 정신적으로 많은 혼란을 겪게 된다. 특히 분리의 과정에서 유아기 엄마와의 애착관계는 아동발달의 근간이 될 수 있으며 여러 애착의 종류를 결정지을 수 있고 인간의 사회성 발달에 중요한 역할을 하게 된다. 그러므로 발달과정에서 유아기의 애착은 중요하게 다루어져야 할 부분이다.

'발달 미술치료'라는 용어는 Williams & Wood가 정서장애 아동을 대상으로 미술치료를 실시하고 처음으로 사용하였는데, 이는 정서장애뿐만 아니라 어떤 특성의 내담자에게나 다 적용될 수 있다는 장점이 있으며 특히 장애자나 발달지체자의 치료에 더욱 효과적으로 도움을 줄 수 있는 접근법이다.

정상인이나 장애인이나 똑같은 발달과정으로 성장한다고 보기 때문에 모두 인지능력의 발달단계에 맞추어 적합한 발달미술치료가 적용되어야 한다는 것이다. 이처럼 각 발달 과정 단계에 적합한 치료를 함으로써 내담자로 하여금 좌절과 실패에 대한 두려움을 없애고 스스로의 자존감을 가질 수 있게 하여 치료 효과를 볼 수 있다.

5. 미술치료의 기법

1) 진단적 성격의 미술치료

(가) 미술의 진단적 성격

미술작품 속에는 의식성과 무의식성이 동시에 내재된 상징적인 의미를 가지고 있다. 그런데 이 상징성이 연구에 의하면 보편성도 가지고 있다는 점이 미술을 통한 진단을 가능하게 한다. 미술은 인간의 마음 깊은 곳에 내재되어 숨기고 싶거나 자신도 모르고 있던 사실을 작품 속에 표현하게 한다. 자유화는 무의식과정에 억압되어 있던 것을 확연하게 보여 주어 언어에 의해 표현하였던 것과는 전혀 다른 내면의 상태를 반영한다.

무의식의 연구로 유명한 프로이트는 무의식의 상징성은 환원적이며 주로 억제된 과거의 경험과 연결되어 있다고 생각하였다. 융은 개인의 무의식을 초월한 집단 무의식도 억제된 과거의 경험과 관계가 있다고 생각하였다. 그 후 Bychowski는 구체적으로 묘화에 표현된 무의식과정을 분석함으로써 신경증자의 치료에 도움을 주었으며, Baynes는 분열증과 신경증의 경계에 있는 환자의 무의식 과정을 치료에 도움이 되게 하는 등 많은 연구자들이 그림에 나타나는 상징성을 해석함으로써 정신장애자 치료에 도움을 주었다.

집, 나무, 사람 등의 그림 검사를 하면 인간 자신의 내면 표현양식이 공간구성상에서 일정한 보편성을 가지고 있음을 발견할 수 있다. 예를 들어 내담자의 그림을 상, 하, 좌, 우로 나누어서 공간배치 상태를 알아보면 그려진 위치에 따라 독자적인 의미를 부여할 수 있다. 이러한 점을 이용하여 치료자는 내담자의 그림의 공간적 위치 관계를 관찰하여 그림의 내용과 관련지어 봄으로써 심리적 상태를 진단할 수 있다. 그러나 이러한 자료는 우연히 그림 공간이 구성될 수도 있으므로 지나친 일반화는 매우 위험하다. 화면 공간구성에 의해 내담자의 심리를 진단하는 방식은 여러 가지 자료 중에 하나로 생각하게 하고, 한 장의 그림보다는 여러 장의 그림에 의한 판단이 요구된다.

그림이나 조소, 콜라주, 핑거페인팅 등의 미술작업을 통하여 내담자의 심리 상태를 진단하는 방법과 인물화에 의한 지능검사나 성격검사, HTP, 나무그림 검사, 가족화에 의한 성격진단 등의 투사적 방법이 미술의 진단적 기법으로 쓰인다. 이러한 진단방식은 그림의 공간 사용력, 대상 표현의 위치, 재료의 선택, 대상의 크기, 그림의 필압, 그림의 완성도, 전체적인 짜임새, 생략, 주제와 제목 등을 통하여 내담자를 진단할 수 있는 근거 자료가 된다.

그리고 진단에 있어서 결과물만을 보고 내담자가 어떤 문제 또는 장애를 가지고 있다고 속단하는 것은 대단히 위험한 일이기 때문에 그림을 그리고 난 뒤의 언어화 작업이 중요하다. 진단으로서의 미술치료라 함이 자칫 큰 오류를 범할 수 있기 때문이다. 이런 이유에서 진단을 할 때는 대상의 연령, 환경, 상황, 그리고 특성을 고려해야 하며, 이런 요소들을 모두 파악한 뒤에야 미술치료가 진단을 위해 쓰이게 되는 것이다.

(나) 진단을 위한 미술활동

여러 가지 미술활동을 통하여 내담자의 심리 상태를 진단하는 방법에는 크게 '자유화를 통한 심리진단법'과 '과제화를 통한 심리진단법'으로 나눌 수 있다. 자유화에 의한 심리진단 방법은 내담자 스스로가 제재 및 표현방법 등을 선택하여 사용하게 하고 그 결과를 공간의 이용, 색채, 그림의 내용 등을 통해 분석하는 방법이다. 이 방법은 광범위한 결과를 세세하게 분석하는 데 한계가 있어 신뢰도와 타당도가 과제화에 의한 심리진단법에 비하여 떨어진다. 과제화에 의한 심리진단법은 내담자의 이상행동에 대한 내면의 욕구와 근원을 잘 알 수 있는 작업으로 가족, 산, 친구, 나무 등의 과제를 미리 주어 내담자가 상상해 그리도록 한다. 대부분의 심리진단 방법은 과제를 주고 그 결과를 분석하는 방식이다.

이러한 진단 방법에는 투사검사가 대표적인데 프로이트의 정신분석학을 토대로 만든 집, 나무, 사람을 그리는 HTP검사와 집, 나무, 사람의 움직임을 그리는 KHTP 투사검시기법 등이 대표적이다. 이런 투사기법은 표현된 상징과 그 의미를 통해 진단을 하는 방식이다.

① DAP(Draw A Person) 검사
인물화에 의한 성격진단 검사는 다른 여러 가지 투사검사 중 보다 더 깊이 있는 무의식적 심리현상을 표현할 수 있는 것이어서 아동은 물론 성인에 이르기까지 적용시킬 수 있다. 이 검사는 자유화에 비하여 저항이 적고 HTP나 KHTP의 기초가 되므로 심리진단 도구로 많이 사용된다. 또한 실시하기가 매우 간단하고 단시간에 작성할 수 있으면서도 중간단계를 거치지 않고 그려진 그림에서 직접 해석할 수 있다.

② HTP(House-Tree-Person) 검사
진단도구로 가장 많이 쓰이고 있으며 치료 전의 상태와 치료 후의 상태를 진단하는 데 유용하다. 방법으로는 4장에 나누어 그리는 방법과 한 장에 통합해 그리는 방법이 있다.

③ 나무 그림 검사

진단에 주로 사용되는 방법이며 내담자에게 열매가 달린 나무를 한 그루 그리게 한 뒤 완성된 나무 그림을 통해 내담자의 질병을 발견하려는 의도의 기법이다. 대체로 분석할 때는 나무의 줄기, 뿌리, 잎, 가지, 열매 그리고 전체적인 인상 등을 기준으로 분석된다.

④ DAF(Draw A Family)와 KFD(Kinetic Family Draw) 검사

내담자로 하여금 가족을 그리게 하여 가족의 서열, 분위기 또는 가족의 지각을 파악하는 데 쓰인다. 동적 가족화는 가족의 역동성을 파악하기에 아주 적합한 방법이며 내담자와 가족 간의 관계, 상호 작용이 원만한지를 파악하기 적합하다.

⑤ LMT(Landscape Montage Technique) 검사

도화지에 산, 강, 길, 집, 나무, 사람, 꽃, 돌 등을 치료자가 제시하는 방향으로, 예를 들면 가장 그리고 싶지 않은 것부터 그리기라는 특정한 방향 제시 아래 그림을 그리게 한다.

⑥ 난화 게임 검사

난화는 유아를 대상으로 많이 사용하는 기법이며 난화를 완성한 뒤 치료자가 내담자에게 "얘는 누구지?" 또는 "이건 뭐하고 있는 거야?" 등의 질문을 하여 그림 속에 있는 내담자의 무의식을 의식화시켜 진단하는 기법이다.

⑦ KHTP(Kinetic House-Tree-Person) 검사

집, 나무, 사람의 서로 간 상호 작용 및 상호관계는 그리는 사람에 의해서 만들어진 시각적 은유를 반영하고 있으며 언어적 표현의 한계를 넘어서는 다양한 정보를 제공한다. HTP 검사는 세 주제가 서로 다른 용지에 그려서 활용하는데 이 검사는 세 주제의 상호관계를 파악하기 힘들다. 즉 각각 그려진 HTP에서도 어느 정도의 정보를 얻을 수 있지만 HTP를 전체적으로 봄으로써 더 많은 정보를 얻을 수 있기 때문에 KHTP를 활용하면 더 유용하다.

⑧ FCCD(Family Centered Circle Drawing) 검사

동그라미 중심 가족화는 Burns에 의해 처음으로 개발된 투영적 미술치료 기법이다. Crain(1980)은 "만다라는 대칭적인 도형으로 본질적으로 중심화의 상징이며 기본적인 통일성이나 전체성, 다시 말해 존재에 이르는 통로를 나타낸다."라고 하였다. 만다라에 있어 중심화는 성스러움과 영감을 부여하는 경우도 있고 혹은 균형을 유지하도록 하는 경우도 있으나 어느 한 점, 곧 생의 통일성인 중앙점으로 모이게 된다(Jung, 1961). 인간은 정서적으로 초점을 모으게 되면, 인간에 대한 통찰이 생기고 치료가 된다는 것이다. 따라서 인격 형성에 있어 중심화는 본질적으로 중요하다.

이 검사법은 검사용지 중심에 그려진 원 안에 그림을 그리게 한다. 그리고 각 인물은 그 인물 주위에 그려진 상징에 둘러싸여 있다. 이 상징은 시각적인 자유연상을 기본으로 하고 있으며, 이 상징에서 추상된 사고와 정서를 발견할 수 있다. 즉 내재되어 있는 부모와 자신과의 관계를 보고, 그 관계를 통해 자기 자신을 바라보도록 하는 방법이다. 더욱이 부모와 자기 자

신의 주위에 그려진 상징 안에서 몇 개의 상징을 뽑아내어 그것들로부터 연상된 상징중심 탐색(symbol probe)을 하게 되는데, 이 방법은 타인에 의해 창조된 신호체계와는 대조적으로 개인 스스로가 창조하는 것이므로 나타낸 상징을 깊이 탐구할 수 있도록 해 준다(한국미술치료학회, 1995:585).

⑨ 콜라주(Collage) 검사

콜라주 기법은 미술활동에 거부감을 가지는 내담자들에게 많이 사용되고 있는 미술치료 기법으로 잡지나 신문 등에 나와 있는 그림이나 내용들 중에서 자신이 붙이고 싶은 것들을 붙여 내용을 만드는 방법으로 비교적 쉬워서 내담자에게 부담이 없다. 이 기법은 미술에 대한 거부감을 감소시키고 표현이 쉬우며 정확한 감정전달에 용이하다는 장점이 있으나 자신의 감정을 표현할 수 있는 많은 재료가 있어야 하는 단점이 있다. 많은 재료 중에서 자신이 원하는 것을 찾아 붙이는 작업은 자유연상법을 활용한 것이다.

⑩ KSD(Kinetic School Drawing) 또는 친구화 검사

KSD는 학교의 친구와 선생님을 포함해서 그림을 그리게 하여 내담자의 학교생활을 분석한다. KFD와 함께 받아보면 더 효과적이다. 그리고 친구화는 학급집단 내의 사회적 위치나 역할, 적응상태를 파악하기 위해서 사용한다. 6~10세 아동의 경우에는 놀고 싶은 친구, 하고 싶은 것 등을 그리게 한다.

2) 치료적 성격의 미술치료

(가) 미술의 치료적 성격

미술의 치료적 성격이 의미하는 것은 미술활동을 통하여 내담자의 문제 성격이나 행동이 경감되는 현상이라고 할 수 있다. 미술치료의 목적이 환자마다 다르듯이 미술치료 과정도 내담자마다 다르다. 어떤 내담자는 미술을 통해 한 번도 표출한 적이 없는 감정을 안전하게 발산하는 것을 경험한다. 어떤 사람은 미술을 통해 생각을 표현하고 불분명했던 생각들을 정리하기도 하고, 혼란이 정화되기도 한다. 내담자는 미술을 통해 자신의 계획을 가다듬기도 하고 과거를 재구성하기도 한다. 어떤 때는 미술활동 자체에 기분이 좋아져서 치료가 되기도 하고, 자기 작품이 너무 마음에 들어서 치료가 되기도 한다. 그러나 어떤 때는 미술작품을 깨부수고 찢으며 분노를 삭여 치료가 되기도 한다. 미술작품은 내담자에게 또 하나의 자아이다. 그 대상은 환자에게 자존감을 높여 줄 수 있는 힘을 갖고 있다. 이러한 모든 개별 과정은 치료사와의 상호 작용을 통해 더욱 명료하게 내담자의 의식 위로 떠오르게 된다.

인지적인 깨달음과 정서적인 카타르시스를 바탕으로 내담자는 자기 자신과 만나게 된다. 이때 미술치료사가 제공하는 관계의 틀은 이중의 틀이다. 즉 치료자와의 관계의 틀과 미술작품과 이루는 관계의 틀이다. 이 두 겹의 틀은 환자의 변화 과정을 튼튼하게 감싸고, 그에서 환자가 자기 자신과 만나도록 이끌며, 궁극적으로 환자에게 변화의 에너지를 불어넣어 준다.

(나) 치료를 위한 미술활동

미술활동을 통해 심리치료 효과를 얻을 수 있는 방법은 매우 다양하다. 미술표현은 그 자체가 감정의 발현이며 자신의 생각과 창의력을 조형언어로 표현하는 것으로 심리적 치료 효과를 내재하고 있다. 대부분의 미술활동은 치료적 목적을 가지고 계획하여 실시한다면 정도의 차이는 있을 수 있지만 효과를 볼 수 있다. 그러므로 치료를 위한 미술기법을 모두 나열한다는 것은 미술표현의 다양성을 이해한다면 불가능하다.

① 콜라주 기법

콜라주 기법은 잡지나 신문 등에 나와 있는 그림이나 내용들 중 자신이 붙이고 싶은 것들을 붙여 내용을 만드는 기법으로 미술에 대한 거부감을 감소시키고 표현이 쉽고 정확한 감정 전달에 용이한 기법이다.

② 테두리법

도화지에 테두리를 그어서 건네주는 방법으로 도화지에 대한 부담감을 줄일 수 있으며 테두리 안에 그림을 그림으로써 주의 산만한 아이들이나 공격적인 아이들에게는 테두리 자체가 통제의 역할을 하므로 스스로의 행동을 적절히 자제하는 능력을 기르게 한다.

③ 자아 감각 발달법

자존감이 낮고 위축되어 있는 심신장애인의 자아 형성 프로그램으로 쓰이며 손도장, 발 도장 찍기, 조소활동, 손 본뜨기 등의 기법을 사용한다.

④ 만다라 그리기

원 안에 자신의 심상을 색채를 이용해 그려 감정을 통합하는 작업이다.

⑤ 핑거페인팅(Finger painting)

정서의 안정과 이완 등에 효과적인 방법으로 미술치료의 초기나 말기에 사용되며 또한 치료진행 중에 작업의 촉진을 위해 쓰이기도 한다.

⑥ 점토 만들기

점토의 질감과 유동성을 이용하여 내담자의 감각적인 부분을 자극하는 기법이다. 이 작업은 대상관계가 부족한 내담자의 치료에 효과적으로 쓰이고 있다.

⑦ 과거·현재·미래 그리기

내담자의 과거와 현재, 미래를 콜라주를 통해 나타내게 하여 자신을 발견하고 자각하는 자아개념형성 프로그램이다.

⑧ Starter Sheet

Starter Sheet는 그림 그리는 데 저항이 있거나 공포, 수줍음 등을 줄여서 그림 그리기를 자극하고, 촉진하는 데 사용한다. 장애아동이나 정신질환자에게 모두 사용할 수 있다. 종이에 치료사가 직접 잡지에서 얼굴사진을 오려 붙여 주거나 그려준다. 처음 작업을 시작할 때 사용하는 기법이다.

⑨ 난화 이야기법

난화 이야기법은 난화법과 이야기법을 종합하여 응용한 것이다. 심상의 형성이 중요하며 이야기를 만들어 나가게 한다. 최근에는 표현이 부족한 환자들에게 난화와 콜라주를 혼합한 기법도 사용되고 있다.

⑩ 역할 교환법

역할 교환법은 채색이나 콜라주, 난화, 그림그리기 등에서 내담자와 치료자가 서로 번갈아 가며 작품을 제작한다. 화면 분할법(한 장의 종이에 적당한 선을 그어 나눔)과 같이 사용하기도 한다. 라포(rapport) 형성이나 거부감 감소, 흥미유발, 촉진 등에 효과적이다.

⑪ 색채 선택법

색채 선택법은 내담자가 좋아하는 색을 선택하고 그것을 사용하여 그림을 그려 받는 방법이다. 가족체계 진단법에서도 좋아하는 크레용을 골라 사용하게 한다.

⑫ 갈겨 그리기법

갈겨 그리기는 환자에게 사인펜을 주어 손으로 직접 갈겨 그려서 선을 따라가게 한 후 어떻게 보이는가, 어디가 어떻게 되어 있는가에 대해 얘기한 후 채색시킨다. 내담자와 치료자가 갈겨 그리기를 하면 치료활동에 동기를 더욱 강하게 부여한다.

⑬ 그림 완성법

그림 완성법은 소정의 용지에 기호가 그려져 있는 8개의 정방형을 제시하고 그 기호를 사용해서 그림을 완성하게 하는 방법이다. 유아나 성인, 정상적인 사람, 정신질환자 등에게 모두 적용할 수 있다. 그린 순서를 적고, 무엇을 그렸는가를 해석하게 한다. 이것은 미술치료 과정이나 초기에 사용할 수 있으며, 환자의 거부감이나 저항, 공포를 제거할 수 있다.

Silverman은 동그라미를 그리고 그 안에 임의의 점을 찍어 환자에게 제시함으로써 환자를 지지해 주었다.

⑭ 감정차트 만들기

감정차트 만들기는 도화지에 몇 개의 칸을 구분하고 최근의 감정을 그리거나 색종이로 나타내게 한다. 감정을 표현한 후에 모든 인간은 불편한 감정을 가지고 있음을 확인시킨다. 또한 칸 없이 한 장의 종이에도 표현할 수 있다. 스펙트럼 형태의 띠로도 나타낼 수 있다.

⑮ 그림 대화법

그림 대화법은 짝을 지어 비언어적으로 그림을 통해 의사소통을 하게 한다. 사회성, 편안함, 집단이해 등을 배운다.

⑯ 가계도 그리기

가계도 그리기는 가족치료에서 많이 활용하며 색종이를 사용하여 세대별로 표현한다. 가족의 세대들 사이의 갈등과 가풍의 계승과 순환 등을 이해한다.

⑰ 자기 집 평면도 그리기

자기 집 평면도 그리기는 어린 시절에 자기가 살았던 집의 평면도를 그려서 가장 무서웠던 곳, 비밀장소, 누구와 함께 살았는가 등을 설명하여 자신의 과거를 회상한다. 자기에게 영향을 미친 사람, 성격의 형성 등을 발견하고 부적응 행동에 대한 재결단을 하여 새로운 각본은 형성하게 된다.

⑱ 상호의존역할 놀이법

상호의존역할 놀이법은 짝을 지어 서로 역할을 바꾸어 그리도록 한다. 그림을 그리면서 타인의 역할을 함으로써 역할놀이의 효과를 얻는다. 그 후에 경험했던 감정을 서로 얘기하고 교환한다. 부부치료에도 큰 도움이 된다.

이 외에도 구체적인 치료기법으로 활용되고 있는 것은 매우 많다. 예컨대, 동물 가족화 또는 동물자화상 그리기, 난화와 콜라주를 합쳐서 표현하기, 누구에게 받고 싶거나 주고 싶은 선물 표현하기, 상징적 표현을 수정하기 위하여 또는 표현을 자극하기 위하여 무용이나 노래를 도입하는 법, 부부가 같이 짝지어 합동화 그리기, 만화를 그려 대화하기 등을 활용한다.

6. 미술치료의 역할

대체의학이란 한마디로 인간의 온갖 질병과 고통을 자연의 치유능력에 맞추어 조율해 주고 복원시켜 주는 의학이다. 그러기 위해서는 인체의 면역 기능과 회복능력을 증강시켜 주는 여러 가지 자연적인 접근방식을 동원하게 되며, 환자를 전체성을 가진 인간으로 보고 그 신체적인 병변 부위에만 치중하는 치료가 아니라 정신적, 사회적, 환경적인 부분까지 관찰하여 조화를 이루게 하는 치료를 행한다.

근래 서구에서는 서양의학이 성인병·만성병 치료에 한계를 보이면서 대체의학에 깊은 관심을 나타내고 있다. 대체의학의 역사가 가장 오래된 독일은 물론 미국에서도 대체의학을 통한 의료이용이 '90년대 들어 급증하고 있다. 세계 보건기구(WHO)에서도 이미 대체의학에 대한 학문적 지원을 아끼지 않고 있다.

대체의학은 현대의학의 급속한 발전에도 불구하고 많은 사람들이 고통을 겪고 있는 불치병이나 난치병을 극복하기 위한 대안적인 의학으로 발전해 왔다. 인간의 몸에 존재하는 자율적인 치유능력을 이용해서 난치성 질병을 치유하는 대체의학은 그 치료 대상으로 암, 당뇨, 고혈압, 두통, 알레르기성 질환, 류머티즘, 과민성 대장증후군과 같은 악성 성인병 만성 질환이나 신경성 질환 및 면역질환 등에 주로 적용되고 있다.

대체의학은 이제 세계 각지에서 의학의 주요한 한 부분으로 자리 잡아 가고 있다. 하버드 의대의 한 조사는 '90년 한 해 동안, 미국인이 1차 진료의사를 방문하는 횟수는 3억 3,800만 회인 데 비해, 대체의학자에게 가는 횟수는 이보다 많은 4억 2,500만 회로 추산했다. 현재 하버드 의대, 존스 홉킨스 의대, 컬럼비아 의대 등 미국 40여 의과대학이 대체의학을 정식 과정으로 개설했다. 유수 의료기관들도 대체의학적 치료를 병행하고 있다. 미국 정부도 '94년 국립보건원(NIH) 산하에 대체의학연구소(Office of Alternative Medicine)를 발족해 대체의학 연구를 지원하고 있다.

의학 전문지 New England Journal of Medicine은 93년 대체의학은 우리가 의식하지 못하는 사이에 의학 본류에 합류했다고 주장하는 논문을 실었다.

이처럼 대체의학의 치료법에는 식이요법, 생약요법, 자연요법, 운동치료, 예술치료 등 여러 가지가 있으며, 이 중 예술치료 중의 하나인 미술치료는 스트레스 완화를 위한 심신의학으로서 갈수록 비중이 높아지고 있다.

심신의학치료법의 하나인 미술치료는 예방적 효과뿐만 아니라 치료에 대해 자신이 컨트롤할 수 있는 능력을 길러준다. 또한 심신이완 등을 통해 스트레스를 완화시키므로 정서 상태 및 신체상태가 함께 개선됨을 볼 수 있다. 마음 상태와 면역의 상관관계는 치료 효과에서 차이가 난다. 그 예로, 환자의 마음 이 안정될 경우 호흡수의 감소, 피부 전도력 감소, 뇌파상에 알파리듬 증가, 대 뇌와 후뇌의 혈류증가, 다양한 호르몬 분비의 변화 등에 관한 많은 연구가 있 다. 또한 감정을 잘 표현하는 환자의 경우 세포의 분열도 늦고, 림프구 수도 훨씬 많았다는 보고도 있다. 예술 창작 활동을 통해 환자의 감정을 표현하고, 심리적 안정을 취하는 것은 면역성 강화에 도움을 준다.

이에 미술치료의 장점으로는 첫째, 효과적으로 심리 진단을 할 수 있다. 둘 째, 방어가 감소되고 통합을 이룰 수 있는 효과적인 치료의 도구로 사용될 수 있다. 셋째, 다양한 창작 과정을 통하여 발달 장애 아동의 정상발달을 촉진 시킬 수 있다. 넷째, 신체개념이나 신체 심상, 자아개념 등 문제를 가지고 있는 자아를 높일 수 있다. 다섯째, 집단치료 프로그램 등을 통하여 대인관계와 커 뮤니케이션 등의 기능을 높일 수 있다. 여섯째, 특수아동은 물론 성인, 노인치 료까지 부작용 없이 광범위하게 사용할 수 있다.

미술치료는 환자가 예술작품을 감상하거나 스스로 창작이나 생산을 체험 하는 활동을 통해 내면의 감정을 노출시키고 표현함으로써 이완 효과를 얻고, 그에 따라 치유에 이르는 치료법이다. 미술치료는 그 자체를 적극적인 치료법 으로 볼 수 없지만 심신에 안정을 줄 수 있고 특히 삶 자체를 다시 바라보게 하며 희망을 줄 수 있기 때문에 만성병 환자, 암 환자, AIDS환자, 정신병 환자 등에게 효과가 있다.

또한, 미술치료는 심신의 어려움을 겪고 있는 유아, 아동, 성인, 노인에 이르 기까지 모든 사람들을 대상으로 미술활동, 즉 회화, 조소, 공예, 디자인 기법 등을 통해서 그들의 심리를 진단하고 치료하는 방법이다. 흔히 환자에게 자유롭게 그림을 그리게 하여 무의식의 내용을 표현하게 한 후 환자 스스로 그것이 무엇이라는 것을 깨닫게 만들고, 미술치료사가 그림을 해독하면서 환자에게 적당한 조언을 해 주는 방법이 가장 일반적이다.

미술치료는 미술이라는 시각매체를 통해 스스로 억제, 상실, 왜곡된 생각을 표현하게 함으로써 자신의 문제와 인격을 인지하고 발전시켜 나갈 수 있도록 한다. 특히 미술치료는 언어 표현이 익숙하지 못한 아이들이나 장애를 가진 사람들에게 자신의 내면을 표현하는 도구로서 유용하며 또한 미술 경험 자체가 일종의 정서적 정화 기능을 가져다줄 수 있다. 또 선택한 미술재료에 따라 표현활동이 다양해지며 완성을 통해 성취감 및 만족감을 느낄 수 있고, 내성적(소극적)이거나 의욕상실적인 환자의 경우 친밀감 형성 등의 효과도 기대할 수 있다.

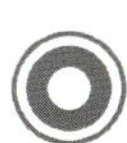

PART 04

나라별 미술치료의 역사

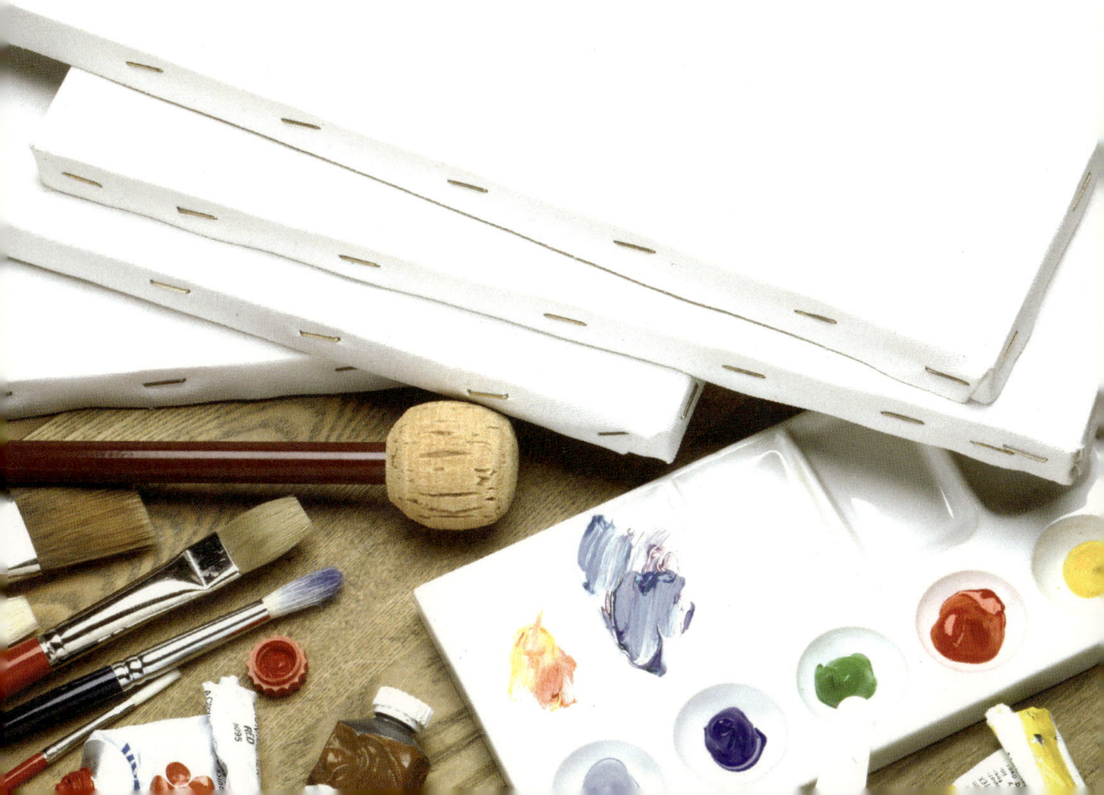

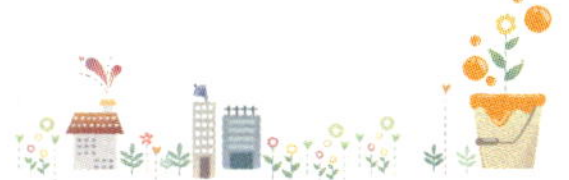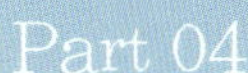

Part 04

나라별 미술치료의 역사

1. 한국 미술치료 역사

한국의 미술치료를 알아보기 위해 고대로 거슬러 올라가 보면 삼국지 위지 동이전에 나오는 고조선시대의 제천의식인 부여의 영고, 고구려의 동맹, 예의 무천 등과 같은 제례의식으로부터 시작된다. 고구려의 고분벽화(106기 돌방무덤 내부)는 내세관, 종교관, 우주관을 무덤 내부에 표현한 장의미술(葬儀美術)의 한 장르로 현세에서의 영화로운 삶이 사후에도 그대로 이어지기를 바라는 소망과 죽음 이후의 공간인 무덤이 영원한 안식처로서 보호받기를 기원하는 염원을 무덤 속에 그림으로 표현했고, 사신도에서는 오행에 근원을 둔 오방색이 채색화의 시원으로 발견되어 단순한 빛깔로서의 색만이 아닌, 방위와 계절을 나아가 종교적이며 우주관적인 철학관을 형성하여 용도와 신분에 맞게 구분하여 사용하였다.

또한 삼국유사에서는 신라시대 처용의 화상을 부적으로 사용하는 등 부적신앙이 매우 성했다. 이런 부적에서 보이는 도부를 살펴보면 태양, 얼굴, 소용돌이, 사각, 탑, 천체, 손, 번갯불 등의 모양에다 문자를 배합한 것으로 귀신을 퇴치시키는 의미를 가지고 있으며 악귀를 쫓거나 복을 가져오기 위해 몸에 지니는 주술도구로 사용되었다.

이규보가 지은 '동국이상국집'에 수록된 장시 노무편(老巫篇)을 보면 집단제례의식(샤머니즘) 때의 주술치료, 무당의 굿 등이 그대로 전승되어 여러 제례의식이 이루어지다가 삼국시대 초기에 유교, 도교, 불교 등 여러 새로운 종교의 도입으로 통일신라 중기(8세기경)부터는 개인기복의 무격신앙이 형성되고 고려 말기에 이르러 현재와 비슷한 굿의 형태를 갖춘 제의체제가 갖추어진 것을 짐작게 한다. 이로써 미술, 무용, 음악, 신앙 등이 복합적으로 어우러진 예술치료의 시작으로 볼 수 있다.

우리나라에서는 19세기 말 서양의학이 들어오기까지 한의학과 민간요법이 있었을 뿐이었다. 전통적 한의학에서는 "모든 병이 심신(心神)으로 연유하지 않은 것이 없으니, 치심요법(恥心療法)이 극히 중요하다"고 가르친다. 즉 질병을 치료하려면 그 마음을 치료하여야 한다는 뜻이다. 이렇듯 한의학에서 몸과 마음의 상관관계를 다루는 이론적 근거는 좀 있으나 서양의학에서 다루는 것과 같은 심리적 치료의 구체적인 치료법과 처방이 많지 않다. 심신 상관 의학 또는 심신 의학의 관점에서, 전통적 한의학의 골자는 "육욕(六欲)과 칠정(七情)을 다스려라"는 것으로 요약될 수 있고, 500여 년 전 조선조의 퇴계(退溪) 선생의 활인심방(活人心方)을 들 수 있다.

정신의학 분야에서는 삼국사기에 정신 치료적 이해가 엿보이는 기록도 있고, '동의보감(東醫寶鑑)'의 내경편, 신편에는 전광증(정신분열과 유사)에 대한 약물치료와 심신증에 대하여 적어놓았다. 하지만 정신질환을 치료한다는 빌미로 뒤주에 갇혀 숨진 사도세자(조선시대 영조대왕의 장자였던 장헌세자)의 경우를 통해서도 알 수 있듯이 정신질환을 대하는 조선시대의 사회적 의식을 엿

볼 수 있다.

무속치료에서 찾아볼 수 있는 현대 정신의학적인 기제에는 암시, 카타르시스(catharsis), 제 반응, 설득, 전이, 집단치료 효과와 의학이 살아 있는 사람에 관여하는 데 반하여, 무속은 살아 있는 사람의 질병 및 죽은 후의 세계에까지도 관여한다(또한 독자적인 소위 음양오행설에 근거한 정신신체 의학적 이론들 그리고 체질론과 같은 사상의학(四象醫學) 등이 발견되었지만 전체적으로 근대과학적인 발전이 없었다고 할 수 있다).

우리나라에서의 서양의학은 17세기경부터 중국으로부터 단편적으로 소개되고 있었으나, 실제적으로는 1885년 최초의 서양의학식 병원인 광혜원이 설립된 이후부터 시작되었다. 정신의학의 교육은 1910년대부터 광혜원의 후신인 제중원의학교에서 서양 선교사인 의사들에 의해, 그리고 대한의원에서 시작되었다. 1910년에 광혜원－제중원의 후신인 세브란스 병원에서 호주 선교사인 Charless I. McLaren에 의해 정신과가 개설되면서 이루어졌다. 1913년 조선총독부 의원에 위생과 병실이 마련되고, 1919년 종로에 10여 개의 병상을 갖춘 소규모의 사립 정신 위생시설이 설치되기에 이른다. 이후 지금의 뇌병원(腦病院)으로 이어지는 원뇌병원(原腦病院)이 1935년 설립되고, 1945년에 조선정신신경학회가 창립되었고 한국전쟁 이후 대한신경정신의학회로 재건되었다.

한국전쟁을 거치면서 미국의 역동 정신의학이 도입되었으며, 특히 정신치료에 있어서 한국적 전통 문화 또는 도(道)사상에 근거하고 적용되는 정신치료 기법을 정립하려는 연구가 활발하게 이루어졌다. 1960년 국립 서울 정신병원에 정신건강 전문가 및 작업치료사가 중심이 되어 환자들을 대상으로 치료적인 개념이 아닌 미술이라는 심리전환 활동(Diversional Activities)으로 활용되었다고 볼 수 있다. 1982년 정신과 의사들이 주축이 되어 정신의학계의 산하단체로서 한국임상예술학회(음악, 미술, 무용)가 창립되면서 예술 활동을 통한 치료가 본격적으로 시작되었다.

이후 1991년 대구대 재활과학 대학원에 미술치료가 정규 교육과정으로 생기고, 1992년 한국미술치료학회가 창립되었으며, 1995년 한국표현예술심리치료협회가 창립되었다. 이후 급속한 산업화, 도시화와 맞물려 미술치료에 대한 관심이 증폭되고 그 가능성에 대해 기대를 갖는 많은 개인과 단체가 활동하게 되지만, 체계적인 뿌리와 프로그램을 갖춘 기관이나 단체가 전무한 까닭에 많은 시행착오의 과정을 겪게 된다.

이러한 과정을 거치면서 드디어 2005년 의사, 치과의사, 한의사, 심리사, 상담사, 미술가, 복지사 등 많은 학계 인사 및 의료진, 전문가들이 참여하여 대한임상미술치료학회(The Korean Academy of Clinical Art Therapy(KACAT))가 창립되면서 통합의학으로서의 미술치료가 새롭게 시작되었다. 또한, 치료 전문가 간의 유기적인 협력관계를 통해 의료의 한 분야로서 자리 잡게 되면서 포천중문의대 차병원에 국내 최초로 미술치료 클리닉이 개설되어 본격적인 진료를 시작하면서 사회적 주목을 받게 된다.

현재 대학에는 대구 한의대와 대구 사이버 대학에 미술치료학과가 개설되어 있고, 대구대, 동국대, 명지대, 서울여대, 영남대, 원광대, 한양대 등 15개 대학에 석사과정(미술치료전공)이 개설되어 있다. 2005년에는 포천중문의과대학교 대학원과정에 임상미술치료전공이 개설되어 의과대학 내에 최초로 임상미술치료전공 과정이 생기는 등 전문 의료인으로서의 발판을 마련하고 있다.

포천중문의과대학교는 미술치료 클리닉과 미술치료 연구소의 활발한 운영을 통해 체계적이고, 의학적 기반이 바탕이 된 임상미술치료를 확산시키고 있다. 이에 연세의대, 포천중문의대, 고려의대, 계명의대, 인제의대 등 여러 국내 의과대학 내에 정식으로 임상미술치료가 교과목의 일부로 개설되어 의대생들을 대상으로 교육과 실습을 지도함으로써 정식으로 임상미술치료가 의학 안에 들어오게 되었다.

임상미술치료는 서양의학에서 임상적 응용의 범위를 급속도로 넓혀 가고 있음은 물론, 동양의학에서도 다양한 각도로 그 접목을 시도하고 있으며 보완대체의학 영역 안에서도 활발한 연구가 진행되고 있다.

2. 미국 미술치료 역사

미국에서는 1907년 이래로 정신과 병동에서 환자들이 미술가들의 지도 아래 미술활동을 시도한 것을 미술치료의 출발로 보고 있다. 그러나 미술을 심리치료적 관점과 연계하여 인식하게 된 것은 1940년대 초반이다. 이 시기에 미국에는 유럽의 정신과 의사들에 의해서 미술표현에 대한 정신병리학적 작업이 활발하게 소개되었다.

대표적으로는 정신분석이론에 근거한 나움버그(Naumburg)와 크레머(Kramer)에 의해서 미술치료가 새로운 영역으로 자리매김하여 발전하게 되었다. 나움버그는 환자들의 심리치료에서 주로 하는 언어적 형태를 발전시킨 미술표현, 즉 무의식에서 표현된 상징적 내용과 그림 과정과 그림과의 대화를 중요시하였다. 그에 비해 제2차 세계대전으로 체코에서 미국으로 이민 온 화가이며 교육자인 크레머는 미술치료에서 미술의 입장과 미술 교육적 관점을 중시하였다. 또한 크레머는 프로이트의 승화이론에 입각하여 미술을 방어기제를 분출하여 승화(Sublimation)를 이끄는 지름길로 여겼다.

키아트코브스카(Hana yaxa Kwiatkowska)는 미국 국립정신 건강연구소 (National Institute of Mental Health)에서 1958년 처음으로 미술치료를 시작했는데, 대상은 급성 정신분열증 환자에서 신경증 환자에 이르기까지 다양했다.

이 밖에도 미국에서는 미술가이며 심리학자인 레비(levy), 미술치료를 대학과정에 도입한 레빅(Levick)과 로빈슨(Robbins), 랜드가르텐(Landgarten), 와데슨(Wadeson) 등이 1950년대와 1960년대를 거쳐서 오늘날까지 미술치료의 발전에 기여하고 있다.

3. 독일 미술치료 역사

19세기 초반, 독일의 정신병원 의사들이 미술활동을 작업치료라는 포괄적 관점의 한 부분으로 환자치료에 미치는 예술적-정서적 효과로 받아들이면서부터 시작되었다고 할 수 있다. 그러나 이 시기에 미술치료라는 구체적인 개념은 아직 사용되지 않았다.

미술치료의 필요성을 일반적으로 인식하게 된 것은, 19세기 후반 산업화에 따른 기계문명이 급속하게 발전하게 되고, 기술의 발달만큼 인간의 정신 병리적 현상도 증가하게 되는 시대적 현상에 의한 것이다.

독일의 정신과 의사였던 프린츠혼(Prinzhorn)은 1919년에서 1921년까지 정신병원의 환자들이 그린 5,000여 장의 그림, 소묘, 콜라주, 조소 등을 수집하여, 1922년 「정신병자들의 그림」이라는 책으로 출판하였다. 그는 여기에서 조형

예술과 심리학과 정신 병리학에 대한 논의를 통하여, 미술활동이 환자들의 심리에 접근하는 데 중요한 의미를 지니고 있다는 것을 제시하였다. 미술활동을 정신 병리적 관점에서 소개한 이러한 시도는 그 시대의 화가들, 예를 들어 클레, 에른스트, 뒤 뷔페, 브르통 등에게 큰 영향을 끼쳤다.

또한 그 시기에 심리학과 문학과 미술 분야에서는 인간의 무의식에 관심이 높아지면서, 예술적 표현을 통하여 인간의 내적 세계를 이해하고 분석하려는 시도가 활발해졌다. 이러한 점에서 프린츠혼은 독일에서 미술치료의 시작과 발전에 중요한 역할을 한 인물이라고 할 수 있다. 의사들뿐만 아니라 정신분석가인 로샤나 안나 프로이트도 환자들의 그림에 대한 연구를 하였고, 융도 그의 분석심리학에서 환자들의 그림을 분석하며 치료에 적용하였다.

제2차 세계대전 중에 히틀러에 의한 예술의 탄압과, 50년대에 항정신약이 정신과 치료에 주도적 역할을 하면서, 미술치료는 오히려 주춤하거나 주의를 끌지 못하는 상황을 맞게 되었다. 그러나 60년대에 들어오면서 미술치료에 대한 재고가 새롭게 이루어져 학문으로 정착하는 과정을 거치게 되었다. 대표적으로 인지학(Anthrosophie)의 창시자인 슈타이너(Steiner)사상에 영향을 받은 퓌츠(Putz)는 1964년 예술을 치료적 도구로 사용하여 인간의 교육에 기여한다는, 즉 예술의 새로운 기능으로서 '미술치료(Kunsttherapie)'라는 개념을 처음으로 사용하였다. 독일에서 미술치료적 개념은 미술교육적 개념에서 유래되었다고 할 수 있다. 독일은 1980년대 이래로 미술치료사가 직업으로 인정받게 되었다. 그 이후로 독일은 미술치료가 게슈탈트 치료적 관점, 인지학적 관점, 정신분석적 관점을 지닌 학자들에 의해 다양하게 독자적 노선을 걷고 있다.

4. 일본 미술치료 역사

일본에서는 도쿠다 박사 같은 정신과 의사들이 시작하였다. 도쿠다 박사는 미술을 치료에 직접 사용하였다. 미국과는 근본적으로 다른 이런 문화에서도 미술치료는 일본의 전통적인 치료 원리에 따라 운영된 우레시노 병원과 같은 치료 시설들 안에 통합되었다(1990년 ASPE회의에서 마이클 캠퍼낼리가 발표함).

일본에서는 "임상미술사는 임상미술의 커리큘럼을 개발하고, 현장에서 미술치료를 실시하는 전문가"로 인정하고 있는바, 임상미술사의 육성은 1997년에 예술조형연구소의 양성과정에서 처음 시작되었다. 2002년에는 임상미술사의 사회적 지위 확립과 사회 공헌을 목표로 일본임상미술협회가 설립되었고 양성기관은 협회에서 지정하였다.

현재 임상미술사를 양성하고 있는 기관은 아트 테라피/베데스타 임상미술사 양성 강좌, 지방자치제 주최 양성 강좌, 임상미술사 속성 강좌, 대학 등으로 비교적 빠른 속도로 보급 확산되고 있는 실정이다.

특히 동북복지대학과 감성복지연구소를 비롯한 여러 시설에서 미술치료가 활발히 행해지고 있는데, 이 중에서도 감성복지연구소에서는 노인들의 뇌기능을 연구하고 데이터를 수집하여 과학적인 미술치료 프로그램을 개발하고 있다.

5. 영국 미술치료 역사

영국의 미술치료 발전에 기여한 대표적 인물은 미술가 힐(Hill)이다. 그는 제 2차 세계대전 중에 군 요양소에서 환자로 있으면서 무료함과 스트레스를 극복하기 위하여 그림을 그리기 시작하였다. 그에 영향을 받은 다른 환자들도 조형예술을 매개로 하여, 자신들의 병에 대한 고통과 불안과 죽음을 표현하기 시작하였다. 힐은 창의적 활동의 치유적 힘을 직접 체험함으로써 미술의 치료적 역할을 사회에 알리는 데 열정적으로 헌신하였다. 이러한 노력으로 인하여 그는 1946년 영국의 국립정신과 병원에서 최초로 정식 미술치료사로 인정받게 되었으며, 그 이후로 미술치료사들의 배출이 이루어졌다.

그러나 영국은 미술치료사를 위한 특별한 교육제도가 없었기 때문에 1960년까지는 미술교육에서 치료적 모델을 찾았으며, 1970년대에 들어와서 미술치료와 미술교육이 분리되었다. 그럼에도 불구하고 영국의 보건복지부에서는 1980년까지 공식적으로 미술치료를 작업치료에 포함시켰다가, 그 후에 미술치료를 독립된 전문 분야로 인정하게 되었다. 영국은 유럽에서 첫 번째로 미술치료사가 직업인으로 보건부에 의해 인정을 받았으며, 미술치료사들을 위한 노동조합도 결성되어 있다. 1997년에는 법적으로 의학의 보조 역할로서 임상활동에 대한 직업인으로 보장받기 시작했으며, 미술치료를 공부하는 학생들은 학업 과정에서도 여러 협회의 단기적 회원으로 등록하여 학업을 마치면서 직업인으로 활동한 후 미술치료사가 되기까지의 예비 준비과정을 거치게 된다.

6. 캐나다 미술치료 역사

캐나다의 미술치료에도 고유한 개척자들이 있다. 마리 리바이는 몬트리올의 알렌 추모연구소에서 미술치료사로 일하였고, 루이스 애닛은 발달이 늦은 '공예가들'을 위해 보호작업장을 운영하였다. 그리고 정신과 의사 마틴피셔는 토론토 미술치료협회를 조직하였다. 캐나다가 워낙 넓기 때문에 많은 사람들은 셀윈 듀드니처럼 각자 자신의 자리에서 일했다. 그는 1947년부터 1972년까지 온타리오 주 런던에 있는 정신병원에서 미술치료사로 일했다. 그이 안에 아이린 듀드니는 1956년에 합류하였는데 1960년대의 회고(ATTP, ATV)에 여러 논문을 발표했다. 현재 미술치료사는 캐나다 전 지역에서 활동하고 있으며, 각 지역의 협회와 교육프로그램이 있다.

7. 스페인 미술치료 역사

스페인은 최근 들어 공식적인 미술치료 활동이 활발하게 이루어지고 있으며, 마드리드 대학을 중심으로 치료협회가 생겨 학업과정뿐만 아니라 유럽 전체 행사도 벌이는 등 활발한 활동이 이루어지고 있다. 스페인은 문화적인 습관이 일상 가까이 있는 민족 성향처럼, 이미 역사적으로 예술치료라고 말하진 않지만 스페인 내전이 있었던 1900년도 초반부에 이미 전쟁에 시달리고 있는 아이들을 위한 많은 활동들 중에 인형극, 미술, 무용과 같은 예술행위들이 있어 왔다. 스페인의 커다란 특징으로 보이는 것은 예술행위의 과정을 통한 표현자체의 치료적 효과에 관심이 많게 느껴졌으며 아주 다양한 예술형태를 아주 다양한 내담자에게 치료로 사용하고 있다.

8. 네덜란드 미술치료 역사

네덜란드의 예술치료는 1950년대부터 시행되었고, 1980년부터는 정식훈련 과정을 갖추었다. 이것은 치료로서의 미술적인 접근으로 보이며 대조적으로 핀란드에서는 정신분석가들이 예술심리치료에 접근하여 발달을 후원했다. 네 덜란드에서는 미술치료사들의 실업률이 거의 없을 정도이며, 네덜란드 미술치 료협회(NVKT)는 미술치료사들과 미술치료 단체들을 통일하는 주요 역할을 담당하고 있다.

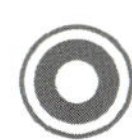

PART 05

각 나라별 미술치료 프로그램

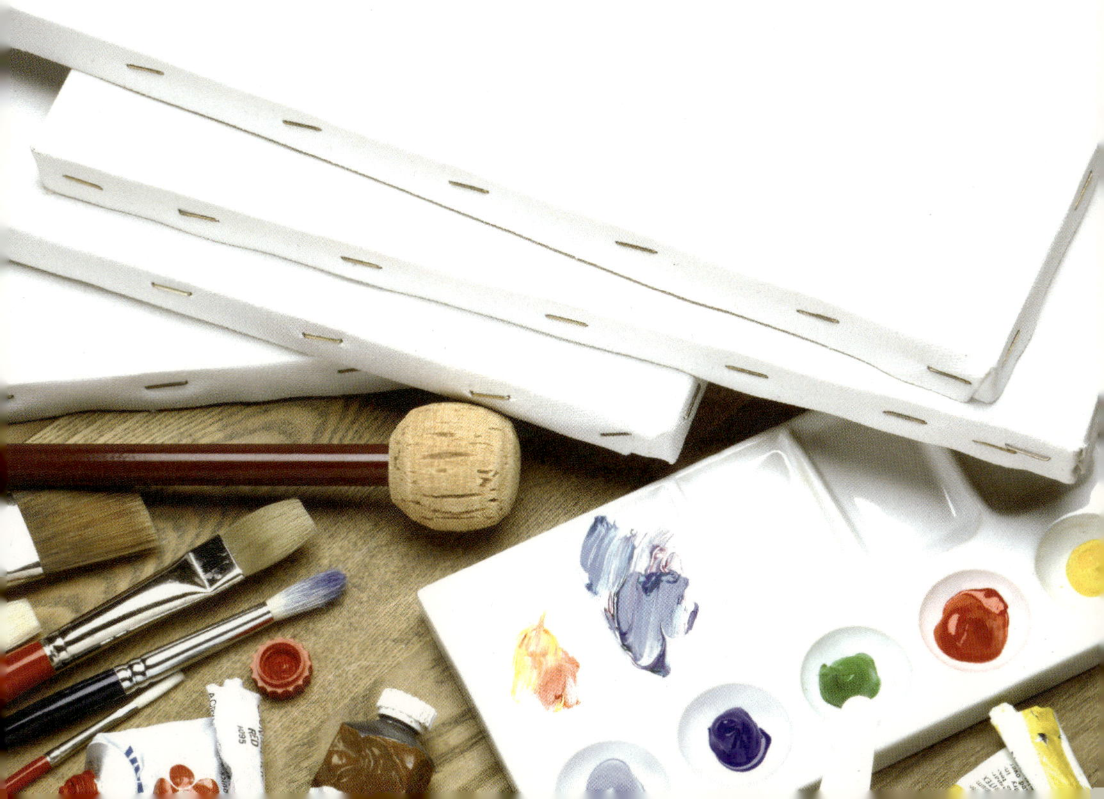

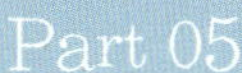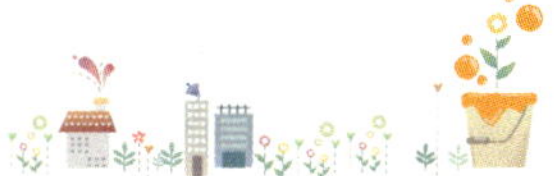

각 나라별 미술치료 프로그램

1. 독일의 미술치료 프로그램

1) 독일 미술치료의 특징

유럽에서 통합의학을 실시하는 병원은 400여 곳이 있다. 독일의 훔볼트 대학 부속병원의 경우, 인지학(人智學)치료의 이론적 배경인 루돌프 슈타이너 박사의 정신과학을 기반으로 하여 통합의학을 실시하고 있었다. 이것은 의학뿐만 아니라 교육적, 예술치료 등 사회 전반에 걸쳐 적극 수용되어 있다.

루돌프 슈타이너 박사는 인간을 육체적, 정신적, 역동적인 존재로 받아들이며, 인간의 병을 인식한다. 여의사인 하우쉬카 박사에 의해 인지학의 의학적 관심과 예술적 관점을 연결하여 새로운 직업, 즉 '예술치료사'라는 직업을 창출하였으며, 이후 예술치료사를 배출하여 전 유럽으로 확산된 것이다.

독일의 훔볼트 대학 부속병원의 경우는 사회적 복지제도, 의료와 예술치료 조화가 잘 이루어져 있는 통합의학센터이다. 병원은 그림과 꽃이 어우러진 미술관 같으며, 환자들은 자율적으로 각종 치료실에서 치료를 받고 있었다.

독일 미술치료의 특징은 다음과 같다.

(1) 미술, 음악, 율동치료사, 상담심리사, 의사들이 팀을 이룬 조직력을 가지고 있다.

(2) 모든 예술치료를 통합 코스로 받게 되어 있다.

(3) 치료사의 전문화로 치료사, 치료과정이 전문화되어 있다.

(4) 치료사들의 의학적, 예술적 깊이와 노련함을 볼 수가 있다.

(5) 환자나 가족들이 치료기관과 치료사에 대해 신뢰하고 있다.

(6) 사회복지제도의 발달로 인한 예술치료가 활성화와 정착되어 있다.

(7) 의료보험 혜택은 보통 6~7회 정도이며, 필요하다고 인정되는 경우 보험 혜택을 연장받을 수 있으며 개인이 원하는 경우 자비로 받기도 한다.

〈표 8〉 통합의학 시스템

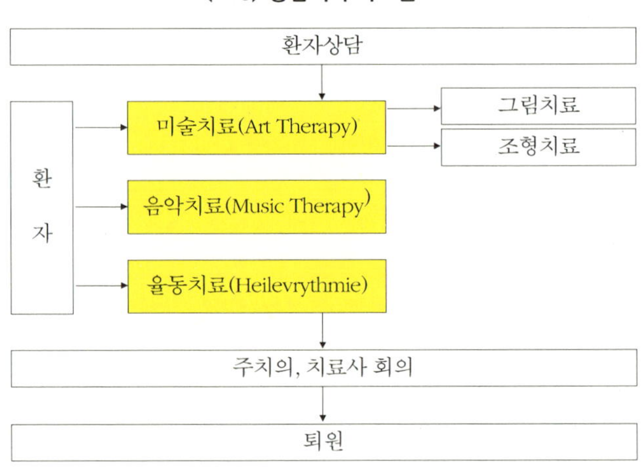

독일 훔볼트 대학 부속병원 통합의학센터 미술치료 프로그램으로 환자가 입원을 했을 경우 심리 프로그램으로 예술치료 프로그램을 의무적으로 받게 되어 있으며 6~7회기 이후 치료사, 주치의와의 회의를 통해 환자가 육체적·심

리적으로 회복이 되었을 경우 퇴원을 결정하게 된다.〈표 8〉

2) 훔볼트 대학부속병원(하펠회에) 미술치료 프로그램

습식화, 혼합색 연습, 나무그리기, 명화 따라 그려보기, 찰흙으로 만들어 보기로 프로그램을 만들어 보았다.

(1) 습식화

미리 주어진 주제나 기술적 지도를 전혀 받지 않고 무의식에서 저절로 생겨나오는 그림으로 그림에 대한 거부감이 없고 누구든지 편안하게 표현할 수 있는 방법이다.

제목	습식화
프로그램 목표	계절을 표현해도 괜찮고 감정을 표현해도 무방한 개성적이고 감정이 풍부한 그림이다.
사용 재료	도화지, 물감, 물, 붓
사용 순서	① 종이에 물을 적신다. 솔을 사용해, 도화지의 한 면을 충분히 물로 적신다. ② 뒷면도 물을 묻힌다. ③ 색깔들을 서로 겹쳐서 칠한다. ④ 붓에 물을 적시고 그림 위에 펴 보거나 가능한 한 많은 색의 상태가 　 퍼지는 것을 만들어 본다.
치료적 효과	습식화는 이완과 해방감을 주고 즐거움, 생기를 북돋는다. 환자의 배설활동에도 좋은 영향을 미칠 수 있다. 호흡에 자유로운 작용을 한다. 한 색에서 나타나는 명암의 변화는 정신 상태를 정돈해 주고 조화롭게 할 수 있다.

(2) 혼합색 연습(투명 수채화 그림물감)

투명 수채화 그림물감은 물에 간단하게 녹아 투명감이 있고 혼합색이 매우 아름다운 소재다. 섞는 물의 양이나 붓의 움직임으로 자연스럽게 스며들거나 섞이거나 하면서 섬세한 색채의 농담이 나타나 표현이 풍부하게 변화해 간다.

제목	혼합색 연습(투명 수채화 그림물감)
프로그램 목표	색채의 번짐과 농담의 표현을 맛보게 한다.
사용 재료	투명수채화 그림물감, 도화지, 붓, 솔
사용 순서	① 종이를 물에 적신다. 솔을 사용해, 도화지의 한 면을 충분히 물로 적신다. ② 색상은 3~4가지로 제한을 하면서 작게 원을 그리듯이 천천히 색을 혼합해 나가며 미묘한 농담이나 색의 변화가 보이는 것을 보면서 그려보자. ③ 붓에 물을 적셔 색채의 농담이 나타나는 표현을 맛보자.
치료적 효과	수채화의 겹쳐 그리기 기법은 시간이 오래 걸리고 인내와 자제를 필요로 하며 심장박동과 혈액순환을 안정시킨다.

(3) 나무 그리기

나무가 표현하는 의미는 매우 강하다. 나무는 또한 우리가 자신을 어떻게 보는가를 분명히 볼 수 있는 개인성의 상징이기도 하며 가족의 나무이기도 해 가족사를 묘사하기도 한다. 사물의 올바른 비례, 원근법, 형태를 위한 눈대중과 외부세계에 자연과 사물에 대한 소묘를 통해 사물을 보는 관점이 달라지며 사물에 대한 이해도를 높인다.

제목	나무 그리기
프로그램 목표	호흡이 곤란하거나 심장에 무리가 오는 환자들에게 심호흡과 나무줄기에서 뿌리까지 연결시키며 심호흡을 하게 한다.
사용 재료	도화지, 연필, 오일파스텔
사용 순서	① 자신이 그려보고 싶은 나무를 그려보자. ② 오일파스텔로 나무의 윤곽선을 칠해 보자. ③ 나무뿌리에서 올라오는(물관을 통해) 생명력을 느끼게 한다.
치료적 효과	몽상에 잠긴 사람에게 유익, 집중력이 약한 사람에게도 영향을 끼친다. 소묘를 규칙적으로 매일 연습하면 특정한 신체적·심리적 장애에 효과를 얻게 된다.

(4) 명화 따라 그려보기

객관성 및 자세한 관찰력을 기르게 하는 프로그램으로 자기 방식대로 하는
것이 없으며, 환자에게 자제심과 객관성을 갖게 하는 데 목적이 있다.

제목	명화 따라 그리기
프로그램 목표	명화를 통해 성취감을 맛볼 수 있게 하였다
사용 재료	오일파스텔, 도화지, 명화 책, 잡지, 색종이, 풀, 가위
사용 순서	① 명화집에서 작품 하나를 선택하여 복사한다. ② 치료를 받는 환자에게 그 그림을 준다. ③ 복사한 명화에 색을 칠하게 하거나, 잡지나 색종이를 오리거나 찢어서 　　원하는 곳에 붙여 보게끔 한다.
치료적 효과	명화 속의 인물에 자신의 감정을 이입해 봄으로써 내면의 억압된 감정을 발산할 수 있게 해 준다.

(5) 찰흙으로 만들어 보기

마음껏 주무르고 만지면서 환자와 치료사 간의 대화를 나누며 작업하는 동
안 상상력과 오감이 발달하는 효과가 있다.

제목	찰흙으로 만들어 보기
프로그램 목표	소근육과 오감을 발달시킨다.
사용 재료	점토, 점토도구
사용 순서	① 감각훈련 및 심리적인 느낌을 표현하게 한다. ② 균형의 발달을 도우며 주관적이 강한 환자에게는 조형적인 것을 　　심리적으로 경직된 환자에게는 자유스런 형태를 만들도록 하면서 　　객관성과 마음의 평안을 느낄 수 있도록 하였다.
치료적 효과	기운을 내게 하고 회복의 역할을 하는데, 특히 신진대사 회복에 효과가 높고 의지가 강하게 요구되고 개발된다. 에너지와 원기가 강화되며, 온기가 생기게 된다. 힘의 감각을 준다. 신진대사 영역이 쇠약하거나 의지-자극을 재생시킨다. 중증장애자에게 큰 도움이 된다.

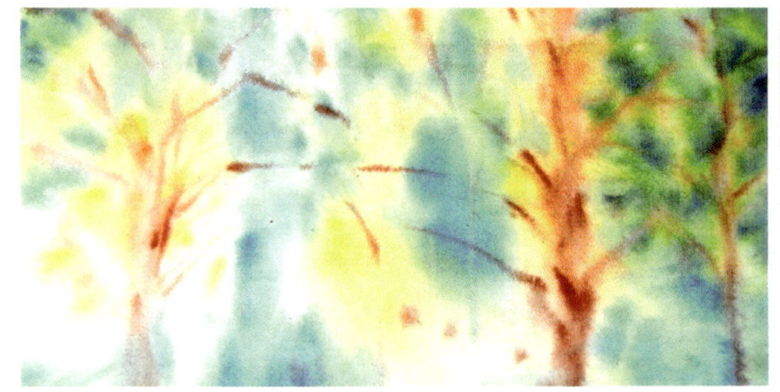

<그림 1> 습식화

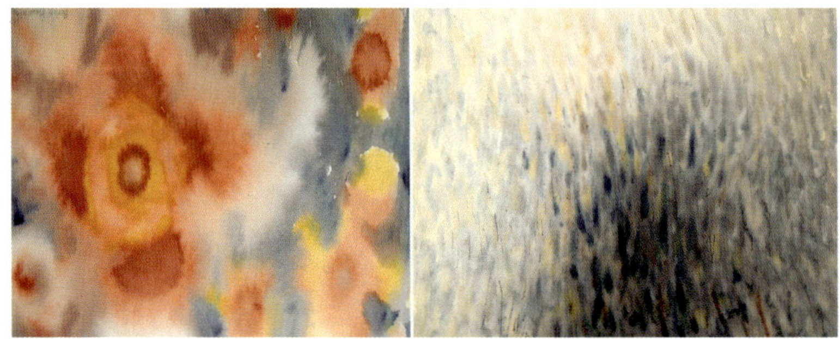

<그림 2> 혼합색 연습(투명수채화 그림물감)

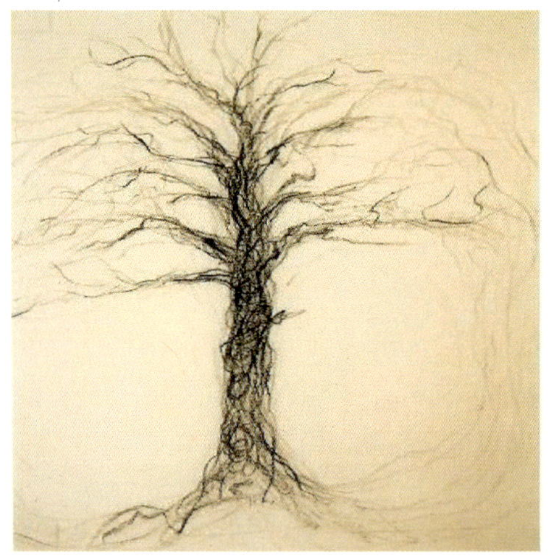

<그림 3> 나무 그리기

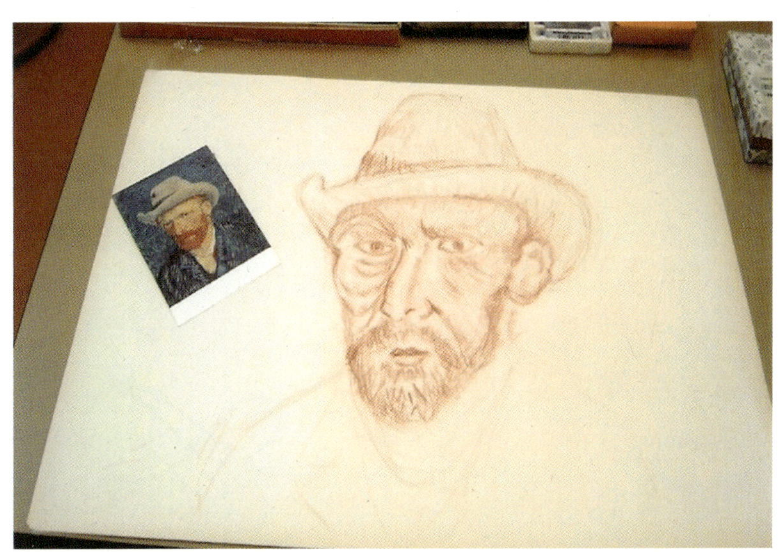

〈그림 4〉 명화 따라 그려보기

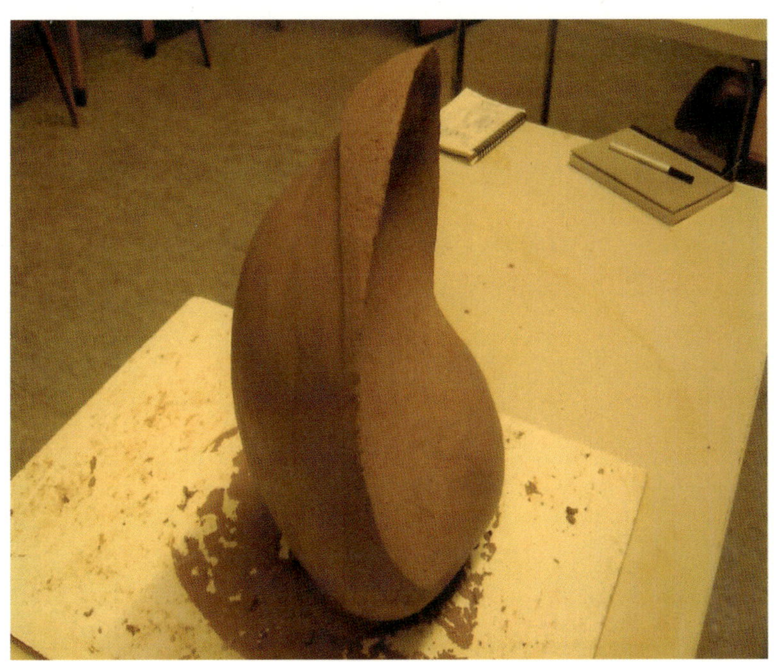

〈그림 5〉 찰흙으로 만들어 보기

3) 프뢰벨 특수학교 미술치료 프로그램

프뢰벨 특수학교는 정부지원 아래 최고의 시설로 장애 아동의 교육을 담당하는 학교로 미술치료사가 학교에 정규교사로 있어 장애아동 모두 미술치료를 받고 있다. 물론 중증 장애아의 경우는 힘들지만 장애 정도에 맞게 개별적으로 맞춰 진행되며 집단 안에서의 개별 치료도 이루어지고 있다.

프뢰벨의 미술치료는 아이들이 가진 인지기능에 맞추어 진행되며 학교시설의 벽면은 아동들의 미술작업을 전시할 수 있도록 준비되어 있어 다양한 활동을 할 수 있도록 꾸며지며 모든 재료는 국가에서 무상으로 지원하고 있다.

동화를 듣고 그리기, 다양한 매체로 그리기, 점토놀이, 신문지 위에 그림 그리기, 색다른 질감을 이용한 그림 그리기로 프로그램을 만들어 보았다.

(1) 동화를 듣고 그리기

아이들에게 가장 친숙한 동화를 들려줌으로써 정서적, 감정적으로 공감대를 이끌어 내어 표현하도록 한다.

제목	동화를 듣고 그리기
프로그램 목표	창의력과 상상력을 높인다.
사용 재료	도화지, 파스텔
사용 순서	① 아이들에게 백설공주 동화를 들려줌으로써 상상의 여행을 떠날 수 있게 한다. ② 백설공주, 일곱 난쟁이, 마녀 등 동화 속 인물의 특성을 자세히 설명하면서 가장 인상적인 것을 그릴 수 있도록 이야기를 들려준다. ③ 그림을 그리고 나서 서로의 작품을 보면서 대화를 나눈다.
치료적 효과	동화 속의 다양한 인물을 통해 현재의 모습을 극복할 수 있도록 힘을 준다.

(2) 다양한 매체로 그리기

일상생활에서 익숙한 재료를 사용하여 본능적인 반응을 유도하여 자연스럽게 시각과 촉각을 느끼면서 꾸며 보게 한다.

제목	다양한 매체로 그리기
프로그램 목표	창의력과 상상력을 높인다. 자신감을 높인다.
사용 재료	도화지, 크레파스, 사인펜, 물감
사용 순서	① 사인펜으로 태양과 산을 그린다. ② 크레파스로 동물, 꽃 사람들을 그리고 배경으로는 물감으로 마무리하는 다양한 매체를 사용하게 한다. ③ 그림을 완성한 후 대화를 나눈다.
치료적 효과	여러 가지 매체를 사용함으로써 자신감을 향상시킨다.

(3) 점토놀이

점토는 환자의 촉각과 시각 기능을 모두 자극하여 치료적이고 창조적인 활동을 유도하며, 환자 자신이 내면에 가지고 있는 부정적인 감정들을 시각화하는 데 좋은 촉매제 역할을 한다. 이를 바탕으로 치료자는 환자의 심리 치유 계기를 마련할 수 있다.

제목	점토놀이
프로그램 목표	감각을 활성화시킨다. 대근육 운동과 소근육 운동을 발전시킨다.
사용 재료	점토, 점토도구
사용 순서	① 두 손으로 점토를 휘젓거나 만지며 비비기도 하고 마음껏 주무른다. ② 놀이를 하면서 기분을 말하거나 떠오르는 생각을 이야기한다. ③ 마음껏 놀이를 한 후 대화를 나눈다.
치료적 효과	정서적 이완과 표출을 원활하게 한다. 감각과 근육 운동을 발전시킨다.

(4) 신문지 위에 그림 그리기

신문지를 이용하여 그림도 그리고 낙서도 해 가면서 자신의 감정을 표현하여 하나의 벽화처럼 조각으로 자른 후 모자이크 형식으로 붙여 가는 색다른 활동을 통해 작품으로서의 가치를 높여 자존감을 향상시킬 수 있다.

제목	신문지 위에 그림 그리기
프로그램 목표	창의력과 신체적 표현을 향상시킨다. 색다른 활동을 통해 자존감을 향상시킨다. 신체적, 심리적 이완을 한다.
사용 재료	신문지, 물감, 크레파스, 사인펜, 가위, 풀, 전지
사용 순서	① 신문지의 한 면을 마음껏 물감이나 크레파스, 사인펜을 이용하여 낙서를 통한 그림을 그리도록 한다. ② 놀이를 하면서 기분을 말하거나 떠오르는 생각을 그림으로 표현하도록 한다. ③ 신문지를 타일 크기로 자른 후 전지에 벽화처럼 꾸며 붙인다. ④ 신문지가 아닌 색다른 벽화로 탄생된 그림을 보면서 대화를 나눈다.
치료적 효과	정서적 이완과 표출을 원활하게 한다. 낙서를 통한 놀이감각으로 작품 성취감을 높여 자신감을 향상시킨다.

(5) 색다른 질감을 이용한 그림 그리기

일상생활에서 익숙한 재료를 사용하여 본능적인 반응을 유도하여 자연스럽게 질감을 느끼면서 신체적 표현을 향상시켜 자존감을 향상시킨다.

제목	색다른 질감을 이용한 그림 그리기
프로그램 목표	창의력과 신체적 표현을 향상시킨다. 색다른 활동을 통해 자존감 향상시킨다. 신체적, 심리적 이완을 한다.
사용 재료	포장지, 크레파스, 사인펜, 오일파스텔, 색상지로 만든 액자틀
사용 순서	① 여러 색깔과 질감이 다른 포장지에 크레파스를 이용하여 그림을 그린다. ② ①의 종이에 사인펜으로 그림을 그린다. ③ ①의 종이에 오일파스텔로 그림을 그린다. ④ 서로 다른 질감과 색상의 포장지에 그림을 그린 것을 액자틀 속에 넣어 꾸며 본다.
치료적 효과	정서적 이완과 표출을 원활하게 한다. 낙서를 통한 놀이감각으로 작품 성취감을 높여 자신감을 향상시킨다.

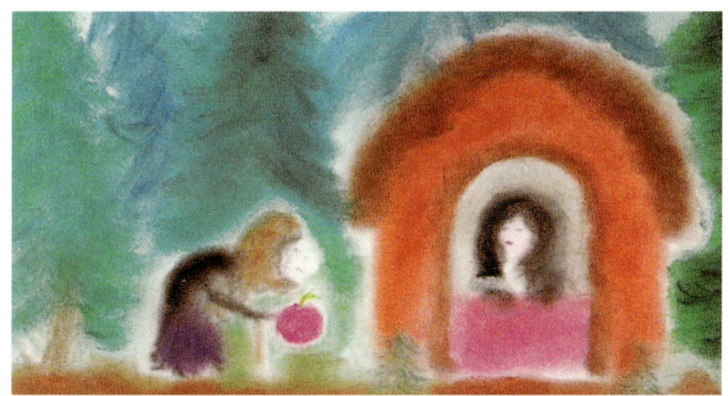

〈그림 6〉 동화를 듣고 그리기

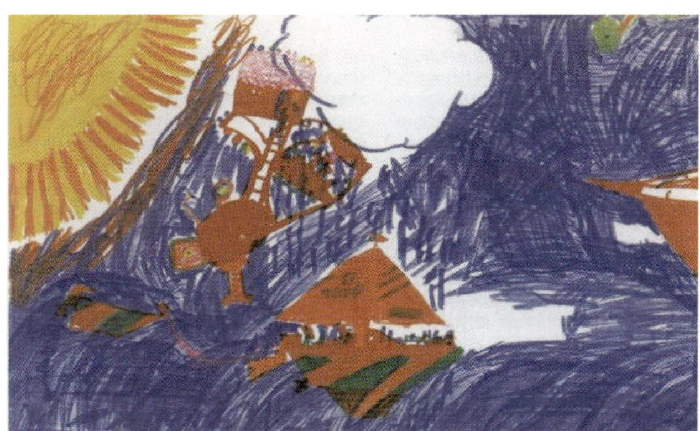

〈그림 7〉 다양한 매체로 그리기

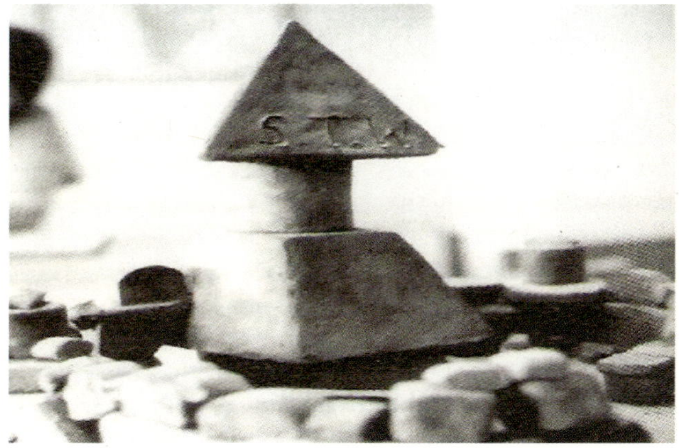

〈그림 8〉 점토놀이

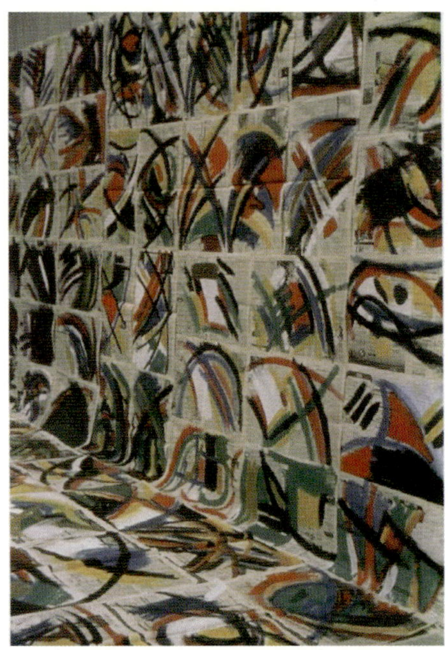

<그림 9> 신문지 위에 그림 그리기

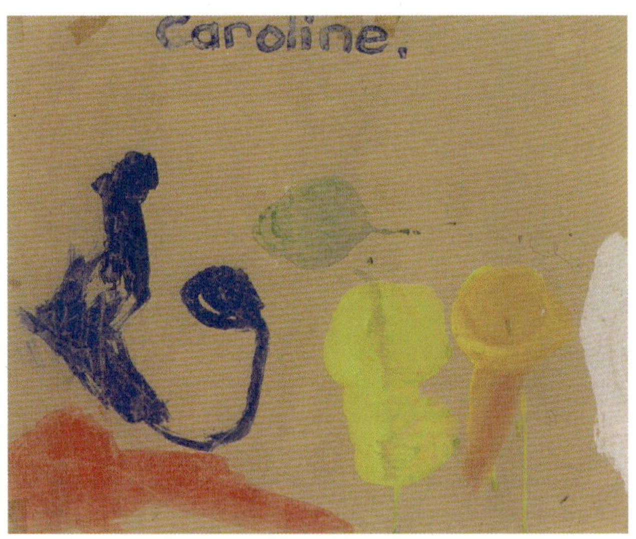

<그림 10> 색다른 질감을 이용한 그림 그리기

4) Bio-Med 병원 미술치료 프로그램

암 전문 독일 Bio-Med 병원은 전통적 방법(수술, 방사선, 화학적 요법) 외에 통합의학적인 치료법의 하나로 심리치료법을 병행하는 곳이다. 명상, 미술, 음악치료, 신경언어 프로그램(NLP) 등이 활용되고 있다.

이곳은 미술치료가 실시되면서 임상 효과에 대한 자료가 발표되었다. 다음은 유방암 환자의 생존율 변화에 관한 자료이다.

출처	적응증	생존(개월)	생존율(1-년)
Grossarth-Maticek et al.(1984)	진행된 유방암	14,08 vs 22,4	
Spiegel et al.(1989)	진행된 유방암	18,9 vs 36,6	22,5% vs 42%

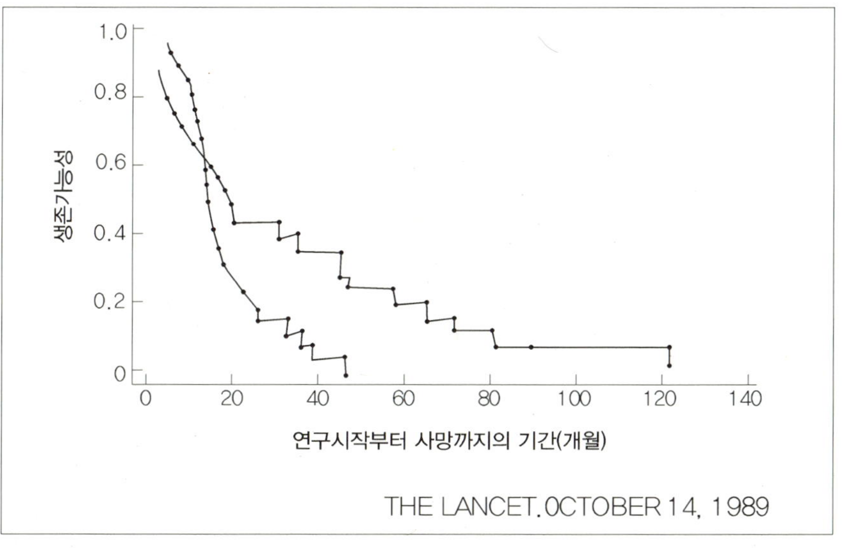

수채화 색깔 구성, 감정 차트, 점토로 만들기, 파스텔로 그림 그리기, 물감 번지기로 프로그램을 만들었다.

(1) 수채화 색깔 구성

여러 가지 색깔을 사용하게 함으로써 다양한 시각적 자극을 준다.

제목	수채화 색깔 구성
프로그램 목표	창의력과 상상력을 높인다. 색다른 활동을 통해 자존감 형성
사용 재료	도화지, 물감, 붓
사용 순서	① 물감을 제시하고 다양한 색을 느끼게 한다. ② 여러 가지 색깔을 물감을 사용해서 색깔구성을 한다. ③ 완성된 작품을 보면서 느낌을 이야기해 본다.
치료적 효과	정서적 이완과 성취감을 높여 자신감을 향상시킨다.

(2) 감정 차트

일상생활에서 익숙한 재료를 사용하여 본능적인 반응을 유도하여 자연스럽게 감정표출로 스트레스를 해소한다.

제목	감정 차트
프로그램 목표	감각을 활성화시킨다. 신체적, 심리적 이완을 한다.
사용 재료	도화지, 크레파스
사용 순서	① 눈을 감고 자신의 감정을 느껴본다 ② 자신이 느낀 감정을 도화지 위에 표현해 본다. ③ 자신이 표현한 그림에 대해 하기 전의 느낌과 하고 난 후의 느낌을 말해 본다.
치료적 효과	감정 표출을 통해 스트레스를 해소한다. 분노 조절 능력을 키운다.

(3) 점토로 만들기

점토는 환자의 촉각과 시각 기능을 모두 자극하여 치료적이고 창조적인 활동을 유도하며, 환자 자신이 내면에 가지고 있는 부정적인 감정들을 시각화하는 데 좋은 촉매제 역할을 한다. 이를 바탕으로 치료자는 환자의 심리 치유의 계기를 마련할 수 있다.

제목	점토로 만들기
프로그램 목표	감각을 활성화시킨다. 대근육 운동과 소근육 운동을 발전시킨다.
사용 재료	점토, 점토 도구
사용 순서	① 두 손으로 점토를 휘젓거나 만지며 비비기도 하고 마음껏 주무른다. ② 기분을 말하거나 떠오르는 생각을 이야기한다. ③ 작품을 완성한 후 대화를 나눈다.
치료적 효과	정서적 이완과 표출을 원활하게 한다. 감각과 근육 운동을 발전시킨다.

(4) 파스텔로 그림 그리기

매체의 다양한 효과를 통해 창의력을 향상시키고 색다른 활동으로 작품의 가치를 높여 자존감을 향상시킬 수 있다.

제목	파스텔로 그림 그리기
프로그램 목표	창의력과 신체적 표현을 향상시킨다. 색다른 활동을 통해 자존감을 향상시킨다. 신체적, 심리적 이완을 한다.
사용 재료	도화지, 파스텔
사용 순서	① 명상을 통해 마음을 가라앉힌다. ② 원하는 색의 파스텔로 도화지 위에 마음껏 표현한다. ③ 파스텔로 그린 후 손가락으로 문질러 본다. ④ 작품을 완성한 후 느낌에 대해 대화를 나눈다.
치료적 효과	정서적 이완과 표출을 원활하게 한다. 매체의 다양한 효과를 통해 작품 성취감을 높이고 자신감을 향상시킨다.

(5) 물감 번지기

미리 주어진 주제나 기술적 지도를 전혀 받지 않고 무의식에서 저절로 생겨

나오는 그림으로 그림에 대한 거부감이 없고 누구든지 편안하게 표현할 수 있는 방법이다.

제목	물감 번지기
프로그램 목표	색감의 다양함을 느낀다. 부드럽게 퍼지는 물감의 효과로 인해 시각적 자극을 얻는다.
사용 재료	도화지, 물감, 붓
사용 순서	① 도화지에 물을 전체적으로 퍼 바른다. ② ① 위에 붓에 물감을 묻혀 위에서 떨어뜨린다. ③ 물감이 번지는 효과를 느껴본다. ④ 완성된 작품을 통해 대화를 나눈다.
치료적 효과	물감이 번지는 효과를 느끼면서 경계에 대한 거부감을 없애고 부드럽게 섞이는 색을 보면서 긴장의 완화 및 편안함을 기대한다.

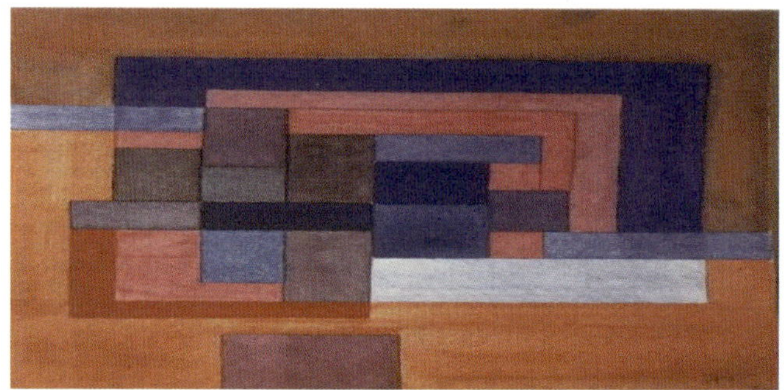

〈그림 11〉 수채화 색깔 구성

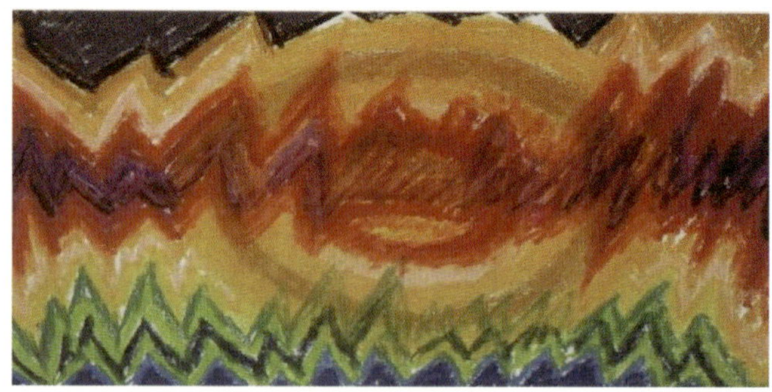

〈그림 12〉 감정 차트

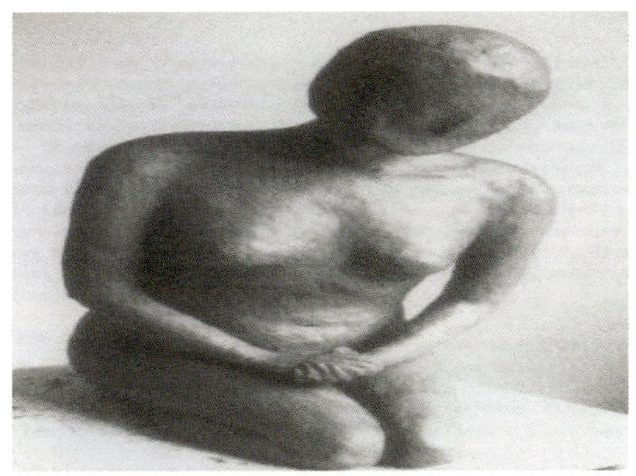

<그림 13> 점토로 만들기

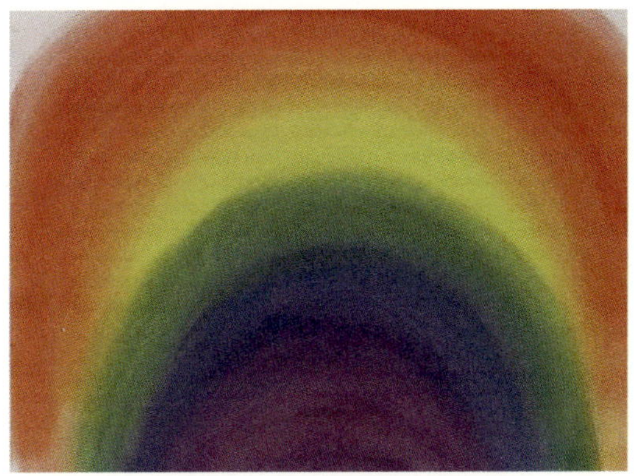

<그림 14> 파스텔로 그림 그리기

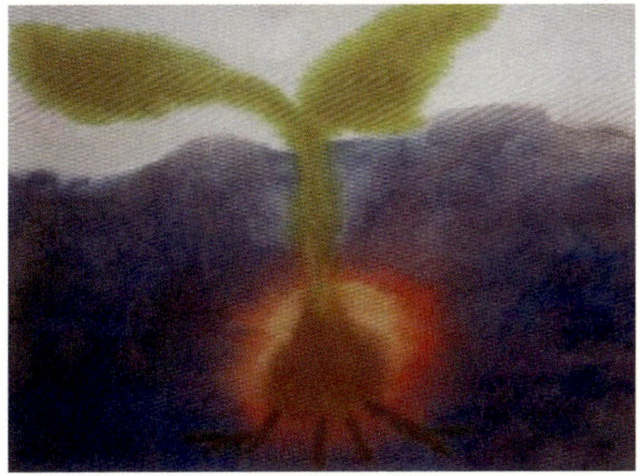

<그림 15> 물감 번지기

2. 미국의 미술치료 프로그램

1) 암센터 미술치료의 목적

본 프로그램은 소아암 환아가 겪는 질병에 대한 불안과 치료과정 중 경험하는 신체적, 정서적 고통에 따른 문제를 예술매체를 이용하여 편안하고 자유롭게 표출이 가능하도록 하여 정서적, 심리적 안정을 제공하며 또한 가족 간의 갈등을 경감하도록 돕는 데 그 목적이 있다.

- 치료과정의 스트레스와 신체적 고통, 불편함을 스스로 이겨 낼 수 있도록 돕는다.
- 부모, 형제, 자매와 적절한 애착관계의 형성을 돕는다.
- 자신의 질병과 치료과정의 이해를 통해 긍정적 자아 존중감의 형성을 돕는다.
- 환아의 내적인 감정과 느낌을 비위협적인 방법으로 표현하도록 돕는다.
- 치료과정 중 잃기 쉬운 주도성과 성취감을 재경험하게 해 준다.
- 치료 중 발생하는 여러 가지 심리적, 정서적, 행동적 문제를 해결한다.

2) MD Anderson Cancer Center 미술치료 프로그램

꽃잎으로 내 마음 표현하기, 포장지를 이용한 액자 만들기, 지점토를 이용한 나를 표현하기, 수채화로 표현하기, 생명의 나무, 나의 소원 그리기로 프로그램을 만들었다.

(1) 꽃잎으로 내 마음 표현하기

그림에 대해 부담감을 느끼는 이들에게 일상생활에서 익숙한 재료를 사용하여 본능적인 반응을 유도하여 자연스럽게 시각과 촉각을 느끼면서 꾸며 보게 한다.

제목	꽃잎으로 내 마음 표현하기
프로그램 목표	꽃잎의 부드러운 촉감과 향기가 주는 행복감을 느끼며 화려한 색깔(꽃)로 인해 활기를 느낀다.
사용 재료	꽃잎, 잎사귀, 우드락, 접착제, 색도화지
사용 순서	① 계절별의 꽃잎과 잎사귀를 서로가 볼 수 있도록 나열해 본다. ② 꽃잎의 촉감과 냄새를 맡으면서 행복했던 시절을 상기해 본다. ③ 행복을 표현하면서 꽃잎과 잎사귀를 꾸며 본다. ④ 우드락이나 색도화지에 접착제를 사용하여 붙여 본다.
치료적 효과	색의 유희를 통해 질감을 통한 섬세한 자극과 감동을 주어 자연 소재를 맛보게 하며 구체적이거나 추상적인 형태를 만들어 본다.

(2) 포장지를 이용한 액자 만들기

자신의 병에 대한 공포, 불안, 슬픔 등을 겪으면서 부정적인 감정을 갖게 되고, 만성적으로 무기력하고 민감해진 환자들에게 포장지라는 이미 만들어진 매체를 주어줌으로써 선택과 재구성을 통해 긴장이완과 무의식의 자기 표출을 할 수 있게 한다.

제목	포장지를 이용한 액자 만들기
프로그램 목표	꾸미기를 좋아하는 아동들에게는 쉽게 접근하여 활동할 수 있게 하며 성취감과 함께 심리적 안정감을 준다.
사용 재료	여러 종류의 포장지, 색도화지, 물감, 접착제
사용 순서	① 여러 종류의 포장지를 보면서 선물에 대한 이야기를 주고받아 본다. ② 마음에 드는 포장지를 골라 찢거나 오려서 색도화지 위에 꾸며 본다. ③ 물감 등을 이용하여 표현하고자 하는 것을 마음껏 표하도록 한다. ④ 액자로 꾸며서 완성도를 높이도록 한다.

치료적 효과	선물에 대한 기억으로 추억의 심리적인 안정의 효과와 형태와 색의 상호 작용의 조화를 가져올 수 있다. 주변의 아름다운 형태와 색은 모든 사람에게 치료적 효과를 준다. 통증의 완화 및 집중력, 심리적(신체적) 이완, 두통을 사라지게 하는 현상이 나타날 수 있다.

(3) 지점토를 이용한 나를 표현하기

오랜 병실 생활과 치료로 인해 우울함과 좌절감에 쉽게 접근하게 되는 환자들이 지점토라는 매체를 통해 그것이 주는 화려한 색감의 표현 가능성을 경험하면서 정서적 안정감을 얻을 수 있다.

제목	지점토를 이용한 나를 표현하기
프로그램 목표	지점토를 만지면서 소근육 활동에 도움을 줄 수 있다.
사용 재료	지점토, 아크릴 물감
사용 순서	① 지점토가 주는 부드러움을 느껴보는 시간을 갖는다. ② 각자 자신이 만들고 싶은 것이 무엇인지 생각해 본 후 그와 관련된 추억을 되살려 본다. ③ 형태를 만든 후 그 위에 아크릴 물감으로 칠한다. ④ 작품 완성 후 자신의 작품을 보며 감상해 보는 시간을 갖는다.
치료적 효과	지점토를 손으로 직접 만지면서 감각을 접하고 무엇을 만들지 고민하면서 뇌 활동을 활발히 하는 동시에 병실생활의 무기력함을 딛고 활동성을 부여해 줄 수 있다. 하얀 지점토 위에 자신의 색으로 표현해 내기 때문에 시지각 발달과 환자의 현 심리 상태 등을 간접적으로 파악해 볼 수 있다. 인간의 형태 감각에 직접적인 영향을 준다. 이런 연습 과정의 경험을 통해 자신의 정신적, 육체적 운동 능력을 높이며 색채를 사용하여 즐거움을 더한다.

(4) 수채화로 표현하기

꽃이 핀다는 것은 봄이 돌아왔다는 것을 공포하는 것이다. 또 개화에서 결실에 이르는 최초의 단계이며 성장 발달의 상징이기도 하다. 그러므로 꽃은 끊임없이 재창출하는 봄 그 자체의 상징이다.

제목	수채화로 표현하기
프로그램 목표	사물의 이미지를 표현하고 승화할 수 있도록 도와준다.
사용 재료	도화지, 꽃, 물감, 붓
사용 순서	① 꽃을 보면서 꽃의 향기를 맡아본다. ② 꽃을 자세히 들여다보면서 꽃이 갖고 있는 생명력을 느껴본다. ③ 꽃이 활짝 핀 모습을 붓으로 과감하게 표현하여 본다.
치료적 효과	죽음에 대한 불안감을 감소시키고 정서적 안정감을 가져다준다. 감정의 간격을 유지하고 의식화를 장려하며 섬세한 감정을 일깨운다.

(5) 생명의 나무

나무그림은 개인의 무의식에 있는 감정들을 반영하여 현재 환자들의 상황을 파악할 수 있는 진단검사의 하나로써, 치료과정 중 회복의 의지가 강한 환아들의 소망을 글이나 그림으로 표현하여 나무에 매달거나 그려 넣음으로써 자신감 회복이나 삶의 의지를 북돋아 줄 수 있다.

제목	생명의 나무
프로그램 목표	생명의 나무를 그림으로써 환자로 하여금 긍정적인 마음을 가지게 하고, 생명을 스스로 표현하게 함으로써 생명에 대한 소중함을 알게 할 수 있다.
사용 재료	도화지, 물감, 붓
사용 순서	① 봄에 피어나는 생명의 나무를 그려보자. ② 퇴원하면 하고 싶은 일들을 그리거나 현재 하고 싶은 일들을 상상해 본다. ③ 소망을 담은 열매를 나무에 그려본다.
치료적 효과	미래의 완치된 행복한 자신을 상상함으로써 질병의 치료에 적극적으로 대처할 수 있을 것이다.

(6) 나의 소원 그리기

오랜 투병생활로 지치고 힘든 상황을 행복했던 기억이나 소원을 생각하게 하여 현재 생활에 활력을 찾게 하며 병을 극복할 수 있도록 자신감을 향상시켜 준다.

제목	나의 소원 그리기
프로그램 목표	만성적인 무기력감에 희망을 갖도록 격려하고 기분 좋은 상상여행을 하며 소원을 말하도록 도와준다.
사용 재료	도화지, 크레파스
사용 순서	① 서로의 소원에 대해 이야기해 본다. ② 현재 가고 싶은 곳이나 퇴원하면 가고 싶은 곳을 상상하여 그려본다. ③ 자신이 그린 그림을 발표하도록 하면서 강한 의지를 북돋아 준다.
치료적 효과	무기력함과 우울감을 해소시킨다. 큰 종이에 크레파스로 그림을 그리는 것은 의지와 활동력을 자극한다.

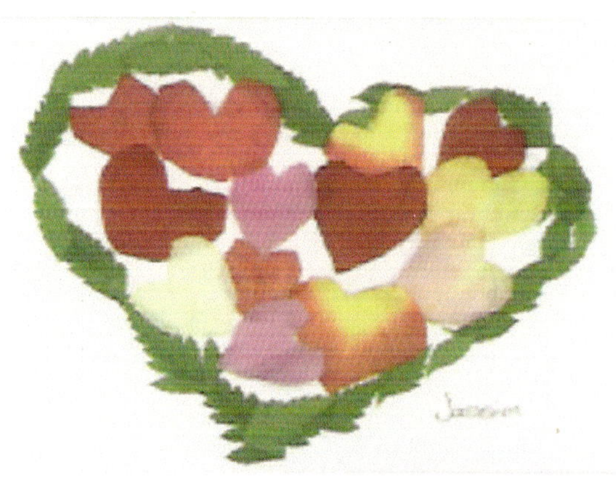

〈그림 16〉 꽃잎으로 내 마음 표현하기

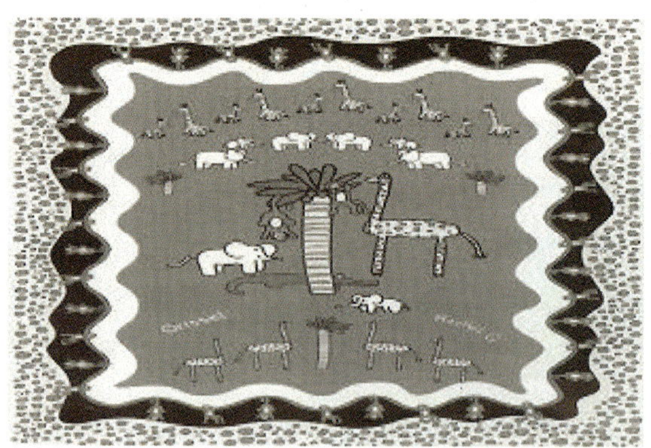

〈그림 17〉 포장지를 이용한 액자 만들기

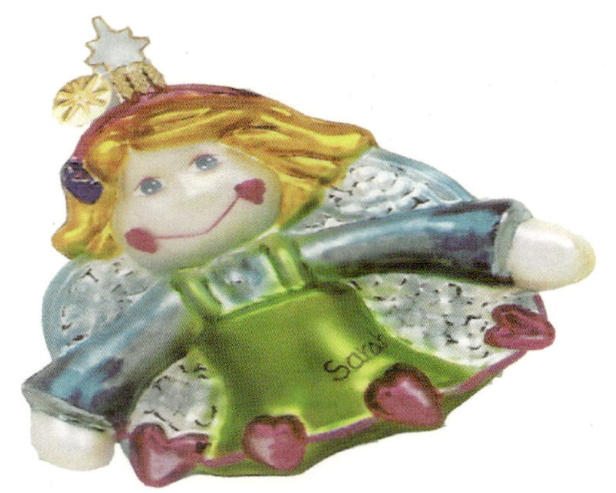

〈그림 18〉 점토를 이용한 나를 표현하기

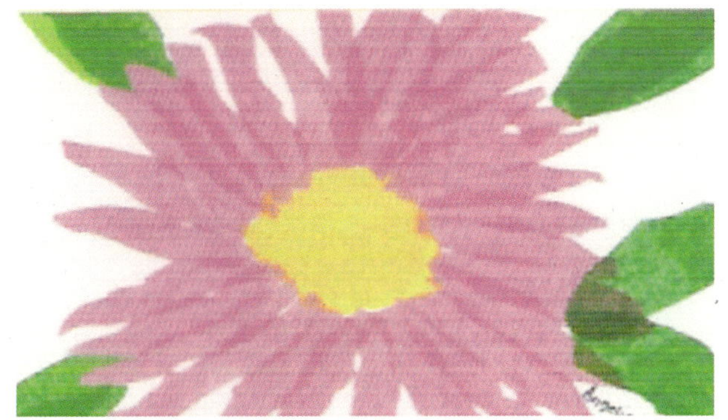

〈그림 19〉 수채화로 표현하기

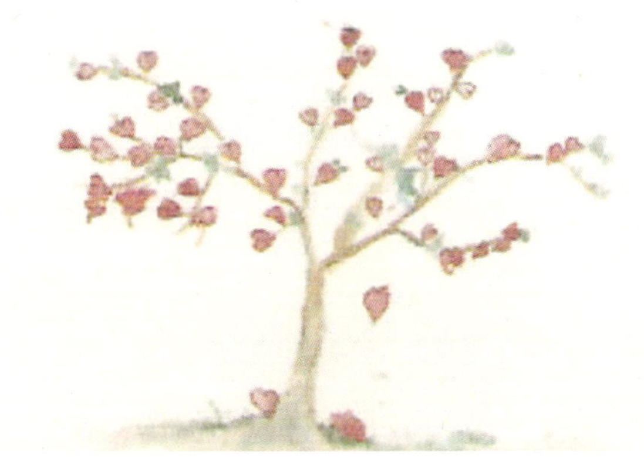

〈그림 20〉 생명의 나무

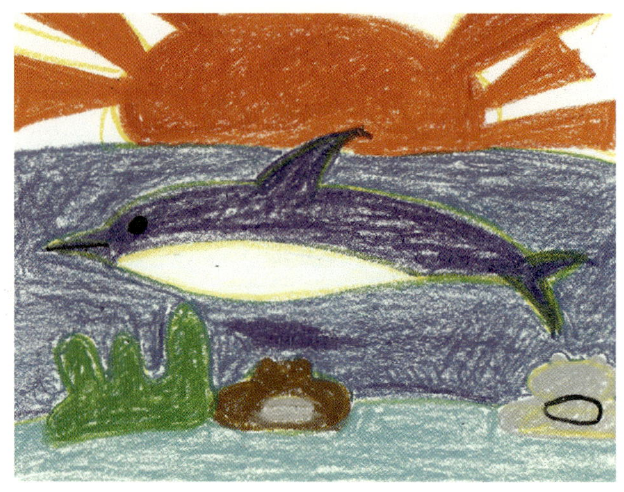

<그림 21> 나의 소원 그리기

3) University of California San Francisco(UCSF) 미술치료 프로그램

1988년 Dr. Ernest Rosenbaum이 시작한 'Art for Recover Program'은 현재 미국에서 공식적으로 인정하는 권위 있는 미술치료 프로그램으로 발전하였다. 암이나 불치병으로 고통받고 있는 사람들에 의해 만들어진 작품들은 미국 전역의 병원, 미술관, 시민회관 등에서 같은 질병으로 신음하는 많은 환자들, 그리고 일반인들에게 전시되고 있으며 의과대학에서는 의학과 1, 2학년들에게 Art Therapy 강좌를 선택과목으로 이수하게 하여 의료계에서 하나의 치료방식으로 인정하고 있음을 알 수 있다.

UCSF 부속병원에서의 미술치료 후 혈압이 안정됨을 보여 주는 임상자료이다. MD Anderson 암센터와 Virginia G. Piper 암센터에서의 임상 효과에 대한 자료는 미발표이다.

〈미술치료 후 임상 효과〉

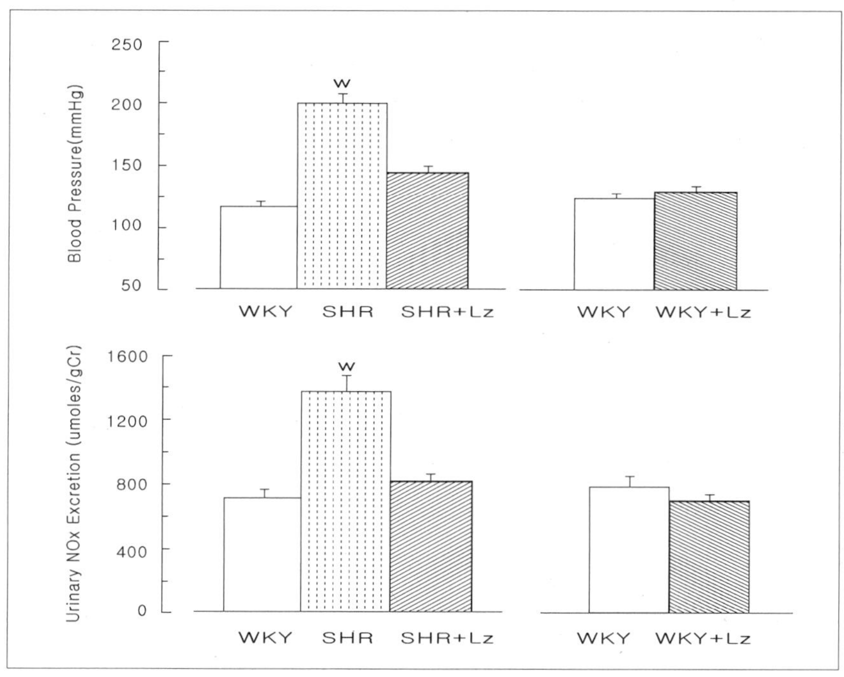

퀼트를 이용한 작품 만들기, 명상의 방에서 명상과 함께 자유화 그리기, 만다라 그리기, 단어를 생각하고 그리기로 프로그램을 만들었다.

(1) 퀼트를 이용한 작품 만들기

서로 다른 자투리 천 조각을 하나하나씩 연결해 가면서 하나의 작품을 만들어 가는 과정의 미술치료로 현재 자신의 삶을 과거, 현재, 미래의 파노라마 형식으로 형상화하는 프로그램이다.

제목	퀼트를 이용한 작품 만들기
프로그램 목표	자신의 삶의 경험을 정리한다. 자기 정체성을 발견하고 자신의 삶을 수용한다.
사용 재료	자투리 천, 퀼트바늘
사용 순서	① 가로, 세로 8인치 자투리 천을 모아 놓고 과거, 현재, 미래의 모습을 생각하게 한다. ② 과거의 모습을 어떠한 색, 모양으로 나타내는지를 골라 현재와 연결하여 바느질을 한다. ③ 미래의 모습까지 생각하여 ②와 연결하여 맞춘다. ④ 그림을 완성한 후 대화를 나눈다.
치료적 효과	여성과 밀접한 관계에 있는 천이라는 소재를 이용하여 자신의 삶 또는 분노를 표현하는 것에 고통과 슬픔을 내면화하여 작품으로 승화시키는 일종의 카타르시스 효과와 함께 무력함에 빠진 이들에게 하나의 작품으로 승화시켜 자신감을 향상시켜 준다.

(2) 명상의 방에서 명상과 함께 자유화 그리기

명상이라는 치료적 도구를 이용하여 암 선고를 받은 환자나 의사들에게 고요함 속에서 자신의 마음을 다스리면서 자유화를 그려보게 한다.

제목	명상의 방에서 명상과 함께 자유화 그리기
프로그램 목표	자신의 감정을 인식하고 이해하게 한다.
사용 재료	도화지, 파스텔, 크레파스, 명상의 방
사용 순서	① 천장에 스탠드 글라스를 은은하게 붙여놓고 낮은 조도와 함께 평화로운 분위기를 만들어 놓는다. ② 고요하고 은은한 명상의 방에서 자신의 마음을 표현할 수 있도록 유도한다. ③ 크레파스나 파스텔을 이용하여 자신의 고통이나 분노, 슬픔을 내면화하여 이를 밖으로 끌어내어 마음껏 표현하도록 유도한다.
치료적 효과	명상을 통해 자신의 분노나 고통, 슬픔을 내면화하여 자신을 힘들지 않고 이를 밖으로 끌어내는 것에 중점을 둔다.

(3) 만다라 그리기

만다라는 인도의 고대 언어인 산스크리트어로 소유 또는 성취를 의미한다. 현대인들에게 나타나고 있는 심각한 정신적인 문제를 대처한다는 측면에서 만다라가 가지는 통합성은 현대를 사는 우리에게 가장 절실하게 요구되는 것이라 하겠다.

제목	만다라 그리기
프로그램 목표	창의력과 상상력을 높인다. 이완의 상태를 경험한다. 자신감을 높인다.
사용 재료	도화지, 크레파스, 사인펜
사용 순서	① 환자가 편안하다고 생각하는 자리에 앉아 눈을 감는다. ② 두 손은 배꼽 위에 얹고 천천히 그리고 깊게 호흡을 하며 숨 쉬는 것에 집중하며 상상의 여행을 시작한다. ③ 상상여행이 끝나면 눈을 뜨고 자신이 선택한 매체를 이용하여 색을 칠한다. ④ 그림을 완성한 후 대화를 나눈다.
치료적 효과	내면에 있던 진실의 발견, 정신적인 에너지의 재조정, 개인적인 성장 및 치유의 효과가 있다. 그리는 동안 잡념이 사라지고 집중을 하여 그리는 것에 대한 거부감이 사라진다.

(4) 단어를 생각하고 그리기

자신에게 가장 필요한 문제를 생각하고 표출하게 함으로써 고통을 회피하는 것이 아닌 직면하여 풀어 나가고자 한다.

제목	단어를 생각하고 그리기
프로그램 목표	집단에서 자신의 성향에 대해 소개한다. 자신의 성향과 특성에 대해서 스스로 인식할 수 있다.
사용 재료	도화지, 크레파스, 사인펜
사용 순서	① 도화지에 자신에게 현재 떠오르는 단어를 쓰게 하고 그에 맞는 그림을 그리게 한다. ② 자신이 선택한 매체를 이용하여 마음껏 표현하게 유도한다. ③ 그림을 완성한 후 대화를 나눈다.
치료적 효과	그동안 억압되었던 자아를 내면으로 표출시켜 정신적인 편안함을 갖게 한다.

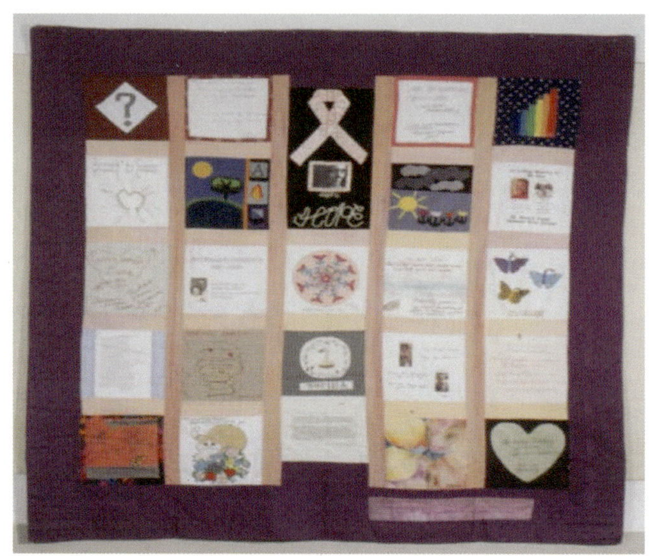

<그림 22> 퀼트를 이용한 작품 만들기

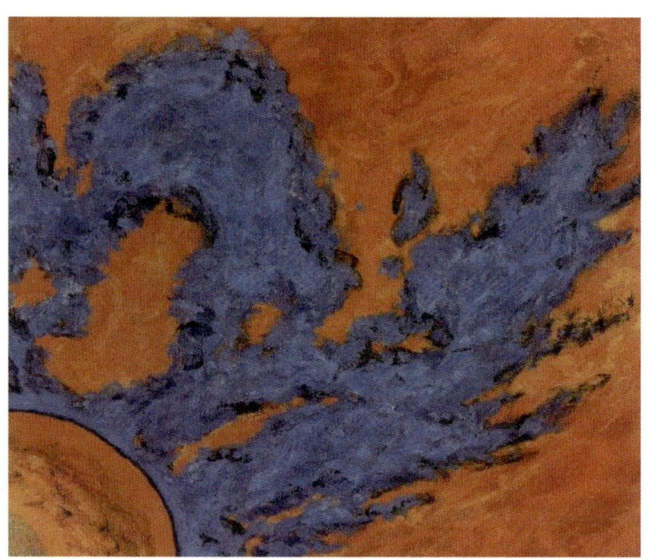

<그림 23> 명상의 방에서 명상과 함께 자유화 그리기

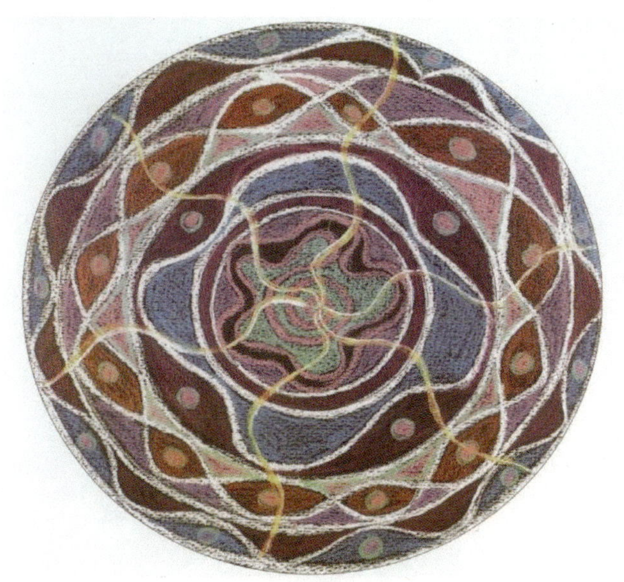

〈그림 24〉 만다라 그리기

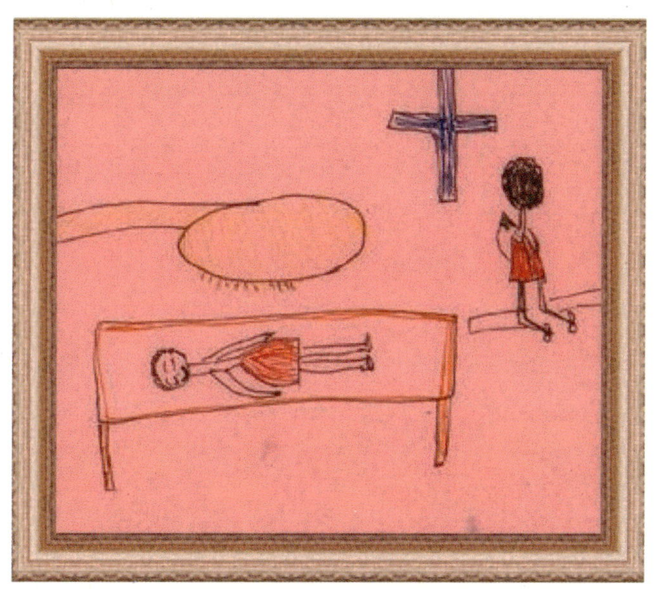

〈그림 25〉 단어를 생각하고 그리기

4) Virginia G. Piper Cancer Center 미술치료 프로그램

나의 몸 표현하기, 만다라, 물감과 도구를 이용하여 난화 그리기, 선을 이용하여 감정 표현하기로 프로그램을 만들었다.

(1) 나의 몸 표현하기

몸에 대한 탐구를 하면서 아픈 부위를 자각하여 자신의 몸속에 있는 질병을 겉으로 드러내어 표현한다.

제목	나의 몸 표현하기
프로그램 목표	자신의 신체를 탐색하고 아픈 부위를 자각하여 신체화 현상과 실제 질병의 차이점을 알 수 있다.
사용 재료	도화지, 크레파스
사용 순서	① 자신의 몸을 탐색해 보는 시간을 갖는다. ② 크레파스로 자신과 닮은 사람의 앞, 뒷면을 그린다. ③ 다른 색의 크레파스를 이용하여 자신이 느끼는 아픈 부위를 색칠하여 표시해 본다.
치료적 효과	신체화 현상과 진단을 통한 실제 질병의 원인을 알고 해결하기 위한 방안을 모색할 수 있다.

(2) 만다라

만다라는 인도의 고대 언어인 산스크리트어로 소유 또는 성취를 의미한다. 현대인들에게 나타나고 있는 심각한 정신적인 문제를 대처한다는 측면에서 만다라가 가지는 통합성은 현대를 사는 우리에게 가장 절실하게 요구되는 것이라 하겠다.

제목	만다라
프로그램 목표	자신의 감정을 다스리는 방법과 감각을 활성화시킨다.
사용 재료	도화지, 아크릴 물감
사용 순서	① 눈을 감고 내면의 에너지와 힘을 느껴본다. ② 에너지의 흐름을 느끼며 손에 아크릴 물감을 묻혀 도화지에 원으로 표현한다. ③ 여러 가지 색을 사용하여 에너지의 흐름을 원으로 표현해 본다. ④ 완성 후 자신의 느낌을 이야기해 본다.
치료적 효과	정서적 이완과 표출을 원활하게 한다. 감각과 근육 운동을 발전시킨다. 에너지의 흐름을 느끼며 자신에 대해 성찰한다.

(3) 물감과 도구를 이용하여 난화 그리기

오랜 병실 생활과 치료로 인해 우울함과 좌절감에 쉽게 접근하게 되는 환자들에게 난화를 통해 자신의 고통, 불만, 불안을 표출시켜 정서적 안정감을 얻을 수 있으며 미술표현의 저항감을 해소시켜 준다.

제목	물감과 도구를 이용하여 난화 그리기
프로그램 목표	추상적 시각적 자극을 통해 불안을 제거한다.
사용 재료	도화지, 물감, 여러 가지 도구 – 면봉, 스펀지, 플라스틱, 칫솔
사용 순서	① 자신이 원하는 도구와 물감을 선택한다. ② 도화지에 그림이 아닌 낙서를 마음껏 한다. ③ 낙서를 한 후, 자세히 들여다보며 낙서 속에서 보이는 이미지를 구체적으로 그려본다. ④ 작품 완성 후 자신의 작품을 보며 감상해 보는 시간을 갖는다.
치료적 효과	내담자의 무의식 속에 있는 상상을 표출시키는 데 도움을 준다.

(4) 선을 이용하여 감정 표현하기

가장 익숙한 재료인 연필을 종이에서 떼지 말고 자신의 기분대로 화가 났을 때는 꾹 누르면서 선을 그어 보기도 하고 기분이 좋을 때는 춤추는 듯한 느낌을 가지면서 선을 그어보아 자신의 감정을 표현하여 본다.

제목	선을 이용하여 감정 표현하기
프로그램 목표	필압과 선의 형태로 자신의 감정을 효과적으로 표현할 수 있다.
사용 재료	도화지, 연필
사용 순서	① 충분한 크기의 도화지와 연필을 준다. ② 자신의 감정에 대해 생각해 보고 선을 이용하여 표현해 본다.
치료적 효과	단순한 선 긋기의 반복을 통하여 내면에 억압된 감정을 표출하고 다스림으로써 진정 효과가 있다.

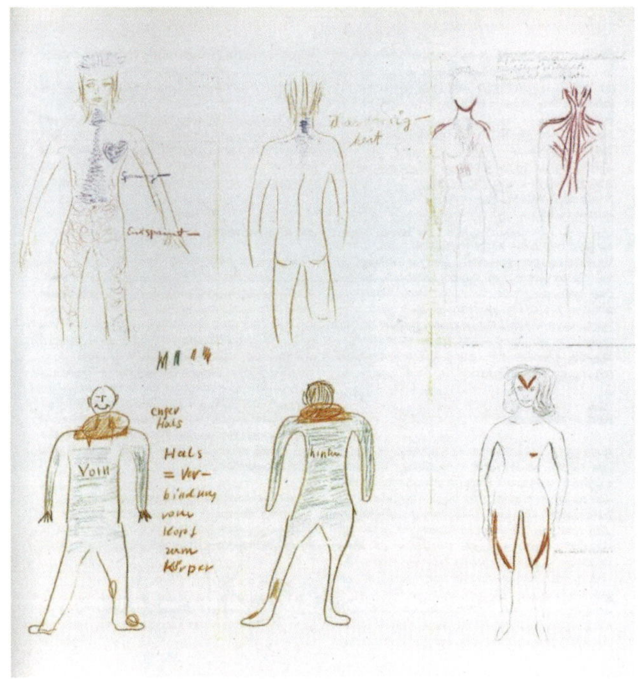

<그림 26> 나의 몸 표현하기

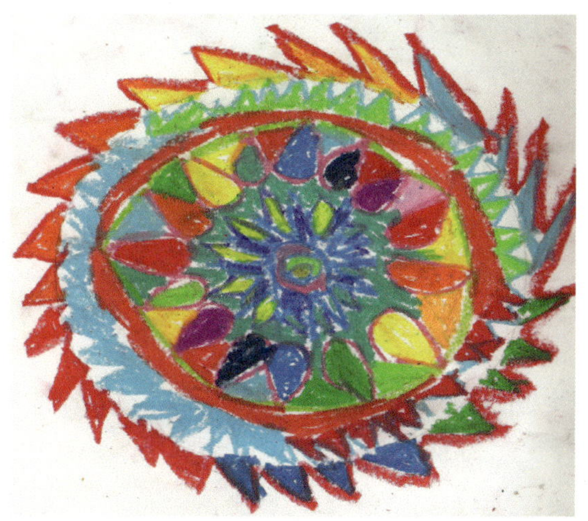

〈그림 27〉 만다라

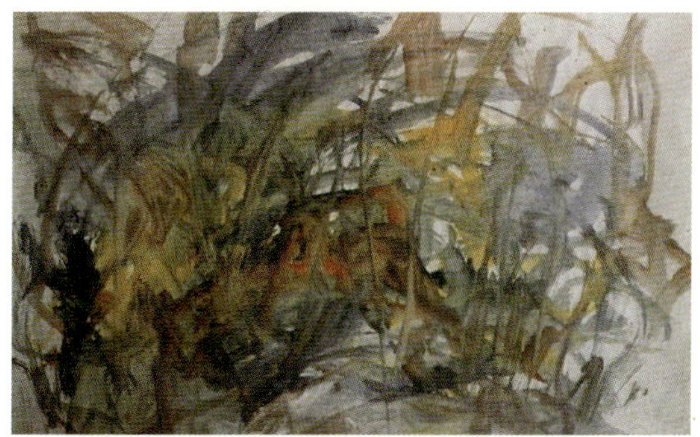

〈그림 28〉 물감과 도구를 이용하여 난화 그리기

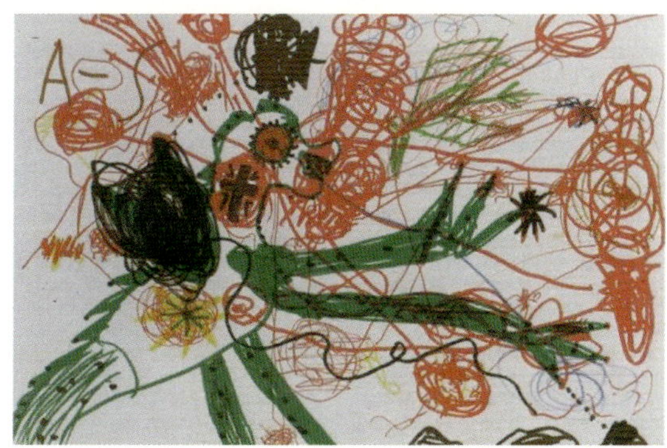

〈그림 29〉 선을 이용하여 감정 표현하기

3. 일본의 미술치료 프로그램

1) 일본 임상미술의 현황

　일본에서는 일본의 임상미술사는 임상미술의 커리큘럼을 개발하고 현장에서 실시하는 전문가로 임상미술사 육성은 1997년에 예술조형연구소의 양성 강좌에서 처음 시작되었으며, 2002년 임상미술사의 사회적 지위확립과 사회 공헌을 목표로 일본임상미술협회가 설립되었고 양성기관은 협회에서 지정했다.

　현재 임상미술사를 양성하고 있는 기관은 아트 테라피/베테스다(Bethesada) 임상미술사 양성강좌, 지방자치제 주최 양성강좌, 임상미술사 속성강좌, 대학 등으로 '복지의 세계도 즐거움이 있을 것 같다'라는 느낌을 벌써부터 민감하게 받아들여 발 빠르게 움직이고 있다.

　최근 초고령화와 치매의 불안을 안고 있는 일본사회에 커다란 전환점이 될 국제회의 '국제 알츠하이머병협회 제20회 국제회의 교토 2004'가 교토에서 개최되어 '아트 테라피 12개월'이란 주제로 각 달을 대표하는 커리큘럼을 단계별 과정을 통해 소개하며 그 결과물로 환자들의 작품을 전시하였다.

　이 전시에서 임상미술과 같은 비약물 요법이 개발된 것을 전 세계에 알림으로써 가령 비싼 의약품을 상용하기 어려운 나라 사람들이 희망을 가지게 되거나, 예술을 통한 새로운 커뮤니케이션, 새로운 스타일의 가능성을 발견하고, 치매환자들의 사회성 유지에 대한 중요성을 세계 사람들이 느낄 수 있다면 이 전시는 뜻있는 것으로 치매에 걸린 사람이나 치매를 예방하고 싶은 노인, 그리고 어린이들도 표현의 기쁨을 느낄 수 있다면 각자 능동적인 인생을 살아가는 계기가 될 수 있다.

일본은 우리나라와 달리 국가와 지역사회가 함께 연합하여 지역사회 속에서의 복지 서비스가 일반화되고 있는 실정이다. 이는 지역분산형 그룹홈과 센단노 모리, 센단노 사또 등의 예에서 찾아볼 수 있다.

예를 들어 일본의 실버센터는 그 기능이 우리나라보다 훨씬 더 다양화되어 있다. 특히 이용객을 위한 정신, 신체, 마음을 함께 다스리는 서비스는 그들의 복지정책이 얼마나 높은 수준인가를 알게 해 주는 단적인 예라고 볼 수 있다.

이와 더불어 동북복지대학과 감성복지연구소를 비롯한 각 분야에서 미술치료가 활발히 행해지고 있는데 특히 감성복지연구소에서는 노인들의 뇌기능을 연구하고 데이터를 수집하여 과학적인 미술치료를 성립하고 있다.

2) 기무라 클리닉 미술치료 프로그램

오감으로 느낀 것을 표현하기, 나만의 엽서 만들기(계절 야채 그리기), 유리에 아크릴 물감을 이용하여 그리기, 자화상과 복에 대한 느낌 합쳐 그리기, 화가 작품에 대한 감상나누기로 프로그램을 만들었다.

(1) 오감으로 느낀 것을 표현하기

자신의 느낌대로 작은 점에서부터 점점 면적을 넓혀 색을 칠하기도 하고 펜으로 스크래치도 하면서 자신이 칠한 색을 다시 확인하고 생각하면서 손의 감각을 통하여 사과를 만지고 느껴봄으로써 뇌의 활성화를 도모해 보도록 한다.

제목	오감으로 느낀 것을 표현하기
프로그램 목표	뇌 활동을 통한 시각과 감각적 사고의 활성화
사용 재료	오일파스텔, 검은 도화지, 색도화지, 소독저 펜, 사과, 가위, 풀, 정착액
사용 순서	① 반복하여 사과를 손으로 잡아보고 그 무거움이나 팽팽함을 느껴 보고 종이의 중심에 선택한 오일 파스텔 중에서 제일 강하게 느낀 과육의 색으로 점을 찍은 후 조금씩 넓혀 가서 신선한 열매가 꽉 찬, 묵직하게 무겁고 탱탱한 사과로 그려간다. ② 소독저 펜으로 스크래치하여 아래의 색을 내비치거나 오일 파스텔로 그리는 것과는 다른 터치도 넣어 보고 꼭지나 빛나는 부분도 그린다. ③ 작품에 정착액을 뿌려 윤곽을 따라 가위로 잘라낸 후 색도화지와 구성하여 완성한다.
치료적 효과	손 근육의 활성화와 함께 치매환자에게 좋은 뇌 자극이 원활하도록 한다.

(2) 나만의 엽서 만들기(계절 야채 그리기)

잘 기억을 할 수 없는 노인분들에게 야채를 관찰하게 함으로써 뇌의 기능을 활성화시키고 성취감을 줄 수 있다.

제목	나만의 엽서 만들기(계절 야채 그리기)
프로그램 목표	우뇌기능 활성화와 성취감 고취
사용 재료	순의 작은 야채, 엽서, 그림물감, 소독저, 먹, 물풀, 고무인, 스탬프
사용 순서	① 수채화 붓에 충분히 물을 적서 팔레트에 내 색을 소량씩 붓에 묻힌다. 한 자루의 붓에 2~3색을 묻혀 본다. ② 야채 형태의 꽉 조이는 부분부터 부풀어 올라오는 부분으로 붓끝의 형태를 그대로 살리면서 화선지에 붓끝을 두고 가듯이 차분히 그려 간다. ③ 야채의 형태를 차분히 관찰하면서 나무젓가락과 먹을 사용해, 선묘로 윤곽을 그려 간다. 야채의 미묘한 형태의 변화를 차분히 그려보자. ④ 그린 그림의 주위를 손으로 뜯어 엽서의 좋아하는 위치에 붙인다. ⑤ 엽서에 낙관을 누르면 완성, 사인을 넣어도 좋다.
치료적 효과	야채를 그리는 동안 우뇌를 사용하게 하고, 친숙한 사물을 그림으로써 자신감과 성취감을 기대할 수 있다.

(3) 유리에 아크릴 물감을 이용하여 그리기

그림을 그리는 동안에 집중력이 향상된다. 유리에 자신이 그림을 그리는 동안의 터치가 남아 있기 때문에 어떤 과정으로 그렸는지 기억할 수 있다.

제목	유리에 아크릴 물감을 이용하여 그리기
프로그램 목표	새로운 매체 사용을 통한 미술의 감각 익히기
사용 재료	유리, 붓, 아크릴 물감
사용 순서	① 유리 주위를 테이프로 두르고 나서 그리면 그림이 두드러져 보인다. ② 그림을 그린 면과는 반대의 면이 겉이 되기 때문에 대담하게 색을 발라 거듭해도 처음의 색이나 터치가 남아 화면 위에 나온다. ③ 소독저 펜 등으로 그림물감을 지워낼 수가 있다. 스크래치하는 것으로 붓으로 그리는 것과는 다른 샤프한 터치를 표현할 수가 있어 지워낸 부분만큼 색을 넣는 것도 가능하다. ④ 작업이 끝나면 테두리를 두른 테이프를 떼어낸다. ⑤ 드라이를 이용해 건조시킨다.
치료적 효과	노인분들이 그림을 잘못 그려도 다시 쉽게 고칠 수 있어서 상실감을 덜어드린다.

(4) 자화상과 복에 대한 느낌 합쳐 그리기

자신의 있는 그대로를 알게 되고, 복을 표현함으로써 희망을 가지게 되고 그 희망은 자기 자신에게 표현함으로써 자신을 귀하게 여기고 남은 삶에 최선을 다할 것이다.

제목	자화상과 복에 대한 느낌 합쳐 그리기
프로그램 목표	우리의 신체 중에서도 자주 만지고 보는 얼굴을 손으로 만지며 촉감을 느끼고 소근육 운동을 통해 인지기능도 함께 향상시킬 수 있다.
사용 재료	오일 파스텔, 먹
사용 순서	① 먹으로 복에 대한 느낌을 표현한다. −기쁨, 슬픔, 화남, 즐거움 등 ② 느낌을 표현한 곳에 자신의 자화상을 오일 파스텔로 그린다. ③ 얼굴 부위 중 복을 받고 싶은 곳을 그려 넣는다.
치료적 효과	자기 자신을 그림으로써 노화에 대해 받아들이고 또한 자신의 정체성을 찾는 데 도움이 될 것이다.

(5) 화가 작품에 대한 감상 나누기

한 작품에 대해 느끼는 감상을 나눔으로써 자신이 느끼지 못한 다른 사람의 다양한 감정을 공유하게 된다.

제목	화가 작품에 대한 감상 나누기
프로그램 목표	한 화가의 작품을 보며 서로의 감정을 나누고 감상을 통한 대화로 미술치료의 일부임을 알 수 있도록 한다.
사용 재료	도화지, 수채물감, 붓, 오일 파스텔
사용 순서	① 그림을 그린 후 둥글게 둘러앉아 자신이 그린 그림을 보면서 설명한다. ② 상대방이 그린 그림에 대해 서로의 의견을 말하면서 감상을 나눈다.
치료적 효과	깊은 관찰이 필요하기 때문에 집중력이 높아진다.

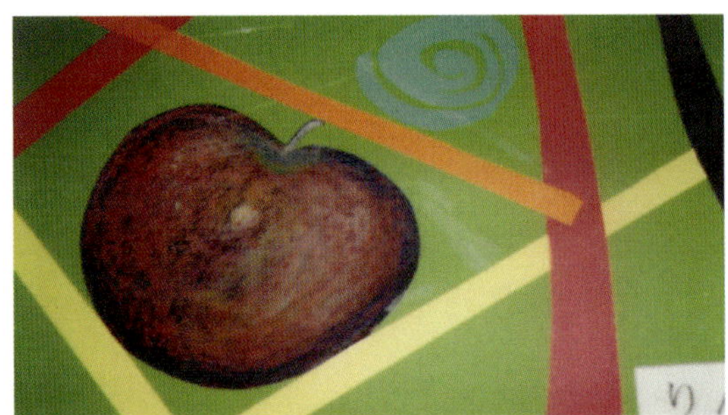

<그림 30> 오감으로 느낀 것을 표현하기

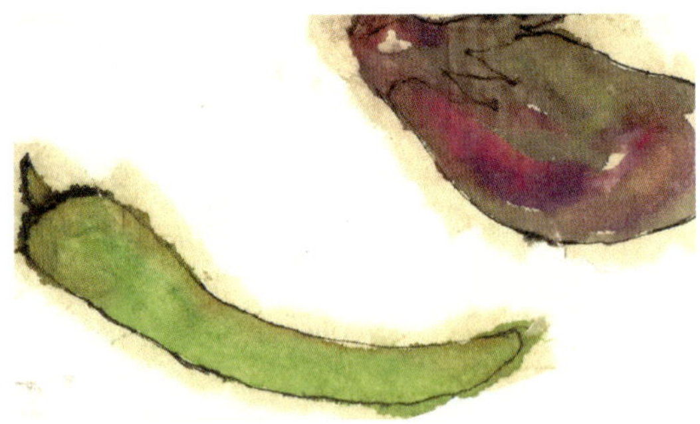

<그림 31> 나만의 엽서 만들기(계절 야채 그리기)

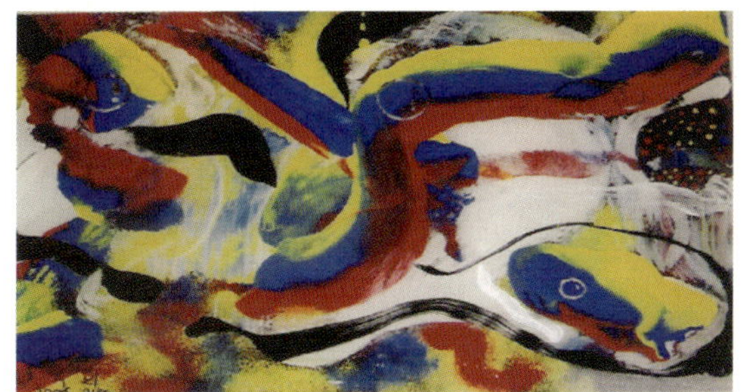

〈그림 32〉 유리에 아크릴 물감을 이용하여 그리기

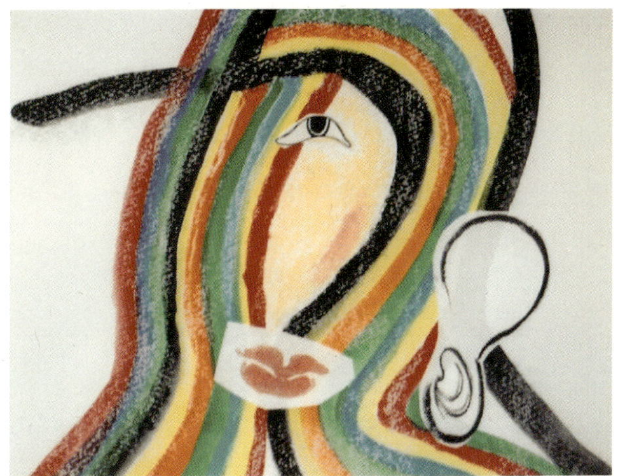

〈그림 33〉 자화상과 복에 대한 느낌 합쳐 그리기

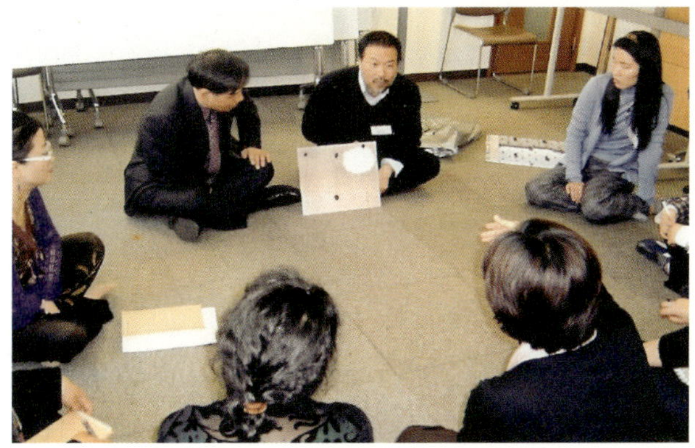

〈그림 34〉 화가 작품에 대한 감상 나누기

3) 동북복지대학교 미술치료 프로그램

전통 인형 만들기, 향기로운 액자 만들기, 양초 만들기, 종이꽃 만들기, 달력 만들기로 프로그램을 만들었다.

(1) 전통 인형 만들기

딸의 건강과 안녕을 바라는 전통 축제에 등장하는 전통 인형을 직접 만들어 보면서 어릴 적 부모님께서 본인을 위해 정성껏 마련해 주신 축제의 즐거움과 행복함을 기억하도록 한다. 삶을 회상하는 주제를 제시함으로써 자신의 삶을 회고하며 이를 긍정적으로 수용하여 균형 있고 조화로운 삶을 유지하도록 하여 자신의 삶을 수용한다.

제목	전통 인형 만들기
프로그램 목표	추억을 회상하며 자신의 삶의 경험을 정리한다.
사용 재료	색종이, 풀, 가위, 빈병, 원형 스티로폼
사용 순서	① 어릴 적 부모님께서 만들어 주셨던 전통 인형을 기억해 본다. ② 축제날 즐거웠던 기억을 서로 이야기해 본다. ③ 색종이로 인형의 모습을 꾸며 본다.
치료적 효과	시각, 촉각적 자극을 통하여 뇌세포 활동을 자극한다.

(2) 향기로운 액자 만들기

나뭇잎과 꽃잎, 풀 등을 이용하여 액자를 꾸며 보면서 부족한 야외 활동 및 계절의 변화를 느낄 수 있도록 한다. 상실감이나 삶에 대한 부정적인 태도를 해소시키며 심리적 안정감과 자신감을 얻을 수 있다.

제목	향기로운 액자 만들기
프로그램 목표	노인의 주체적 체험을 통하여 예술적 잠재력을 개발하고 실현한다.
사용 재료	켄트지, 색지, 계절 꽃과 나뭇잎, 풀 등
사용 순서	① 실외로 나가 원하는 자연 소재의 재료를 얻도록 한다. ② 실내로 돌아온 후 각자가 느낀 계절의 느낌을 이야기해 본다. ③ 원하는 색지 위에 자신만의 액자를 꾸며 보도록 한다. ④ 작지만 특별한 전시회를 만든다.
치료적 효과	상실감이나 삶에 대한 부정적인 태도를 해소시키며 심리적 안정감과 자신감을 얻을 수 있다.

(3) 양초 만들기

자연물로 양초를 만들어 보면서 성취감과 자신감을 고취시키며 대화의 시간을 통해 감정의 공유를 하는 동반자가 될 수 있도록 한다. 자신의 삶을 회고하고 수용하여 삶이 의미가 있다는 것을 느낄 수 있도록 한다.

제목	양초 만들기
프로그램 목표	자신을 표현하고 감정의 카타르시스를 느끼게 한다.
사용 재료	파라핀, 틀, 심지, 켄트지, 꽃잎 및 나뭇잎 등
사용 순서	① 켄트지로 원하는 모양을 구성해 보고 양초 만드는 틀 안에 끼워 넣도록 한다. ② 틀 안에 파라핀과 심지, 꽃잎 및 나뭇잎을 넣어 모양대로 굳힌다. ③ 양초를 켜 놓고 자신의 삶을 되돌아보는 대화의 시간을 가져본다.
치료적 효과	노년기 소외감과 자신감 상실, 불안감 등을 표현함으로써 심리적으로 위축되어 있는 내담자의 심신을 이완시키고 자아 존중감을 향상시킨다. 참여성과 사회적 관계를 유지할 수 있도록 한다.

(4) 종이꽃 만들기

시각적으로 아름다운 색깔의 꽃을 만들어 보면서 즐거움을 느끼며 이를 통해 긍정적인 체험을 하게 한다. 또한 색을 고르며 가위로 자르는 등의 활동을 통해 노인들의 감각과 근육운동을 활성화시키며 자극시켜 준다. 공동으로 꽃꽂이를 하여 마무리를 함으로써 참여성과 사회적 관계를 갖도록 한다.

제목	종이꽃 만들기
프로그램 목표	노인들의 감각과 근육운동을 활성화시키며 자극시켜 준다.
사용 재료	색종이, 가위, 풀, 철사, 수반, 오아시스
사용 순서	① 여러 종류의 화초 슬라이드를 보면서 이야기를 나눈다. ② 색종이를 선택하여 꽃을 만들도록 한다. ③ 각자 만든 종이꽃을 모아 다 같이 꽃꽂이를 한다.
치료적 효과	뇌 활성화에 도움이 되며 감각과 근육 운동에 효과가 있다. 참여성과 사회적 관계 형성에 도움이 된다.

(5) 달력 만들기

달력의 숫자를 기억하면서 자신에게 특정한 날이나 기념일 등을 기억하여 숫자를 배열하고 색으로 꾸며 보도록 유도하여 소근육 운동과 함께 뇌 활성화에 도움을 준다.

제목	달력 만들기
프로그램 목표	노인들의 감각과 근육운동을 활성화시키며 자극시켜 준다.
사용 재료	도화지, 달력의 숫자, 풀, 물감, 붓
사용 순서	① 지금 몇 월인지, 이달에는 무슨 특별한 행사가 있는지에 대해 이야기해 본다. ② 주어진 숫자들을 순서대로 요일에 맞추어 배열하도록 한다. ③ 자신에게 특별한 날짜에는 다른 날짜와는 구별되는 색깔로 꾸며 보도록 한다. ④ 달력의 배경이 될 도화지에 물감으로 채색한 후 달력판을 부착하여 자신만의 달력을 만든다.
치료적 효과	좌뇌를 활성화시키며 지남력 장애를 예방한다.

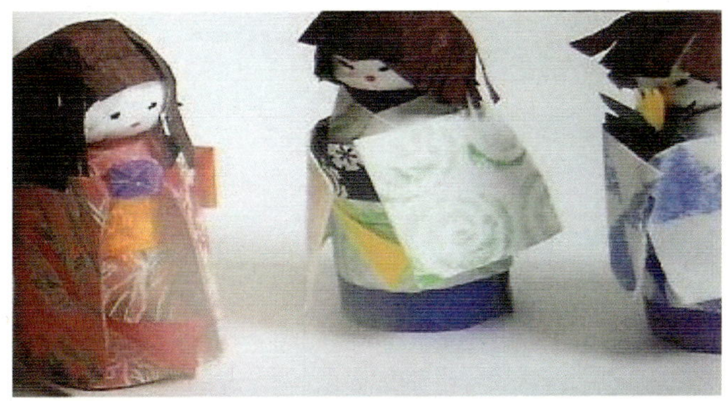

〈그림 35〉 전통 인형 만들기

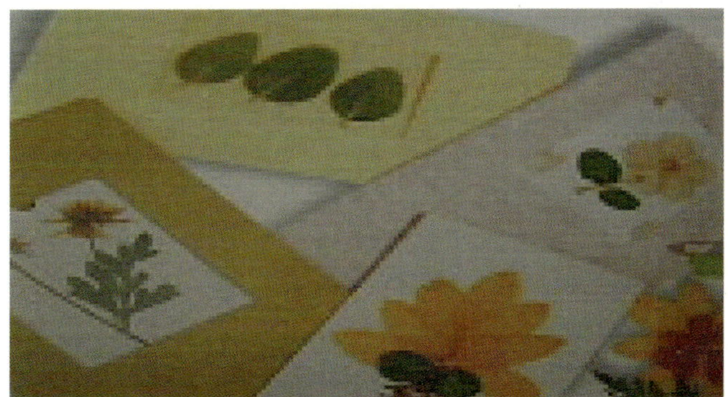

〈그림 36〉 향기로운 액자 만들기

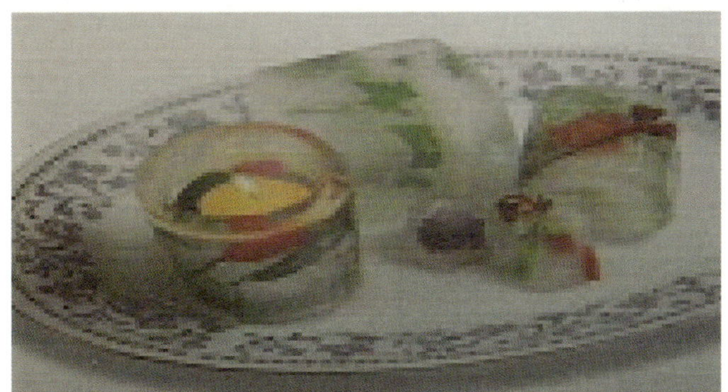

〈그림 37〉 양초 만들기

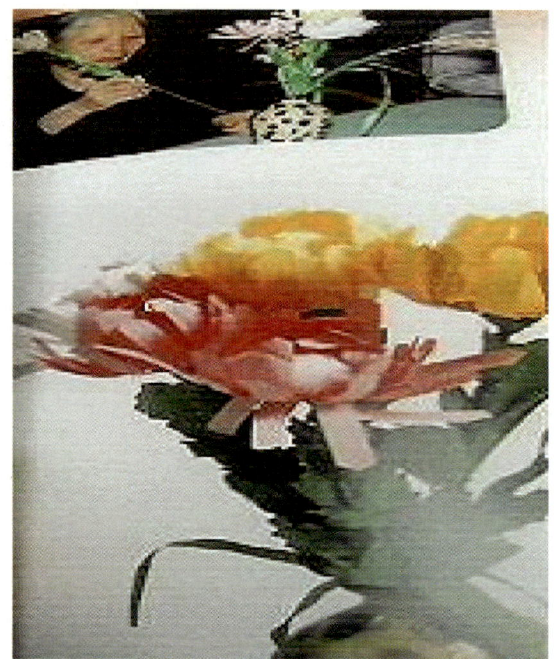

<그림 38> 종이꽃 만들기

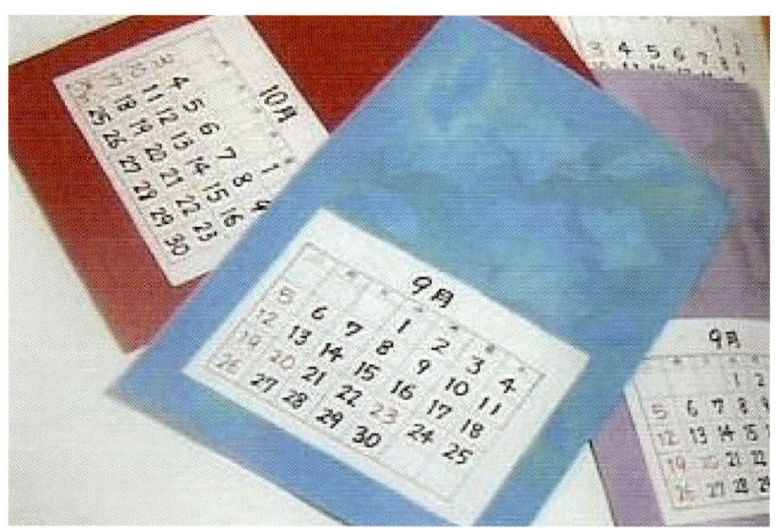

<그림 39> 달력 만들기

4) 감성복지연구소 미술치료 프로그램

부채 만들기, 점토장식 만들기, 장식 가리개 만들기, 물고기 병풍 만들기, 내 마음 전하기로 프로그램을 만들었다.

(1) 부채 만들기

노인들이 흔하게 접할 수 있는 부채를 예술적 작품으로 승화시키는 과정에서 창의성과 자기 표현력이 증가하게 되며 미술도구나 재료사용에 대한 통제력을 배우게 한다.

제목	부채 만들기
프로그램 목표	내적 욕구와 창조적 기능을 표현하도록 한다.
사용 재료	빈 부채, 색종이, 물감, 붓
사용 순서	① 부채가 주는 유익함과 활용에 대해서 이야기를 나눈다. ② 색종이와 물감을 이용하여 부채를 장식한다. ③ 각자 어떠한 이미지를 형상화하였는지에 대해 발표한다. ④ 만든 부채를 이용하여 공동 구성 작품을 만들어 본다.
치료적 효과	성취감과 자신감을 가지게 된다.

(2) 점토장식 만들기

신체적, 정신적인 노화로 인한 자아 상실감 및 무력감에 빠져 있는 노인들로 하여금 자신을 위한 장식품 등을 만들면서 자신의 이미지를 시각화하는 특성을 통해 본인 삶의 의미를 새로운 시각으로 재평가하고 재통합하도록 한다.

제목	점토장식 만들기
프로그램 목표	노인의 주체적 체험을 통하여 예술적 잠재력을 개발하고 실현한다.
사용 재료	점토, 도구, 가죽끈 등
사용 순서	① 점토를 만지며 어릴 적 추억을 이야기해 본다. ② 장신구나 소품을 구상한 후 만들어 본다. ③ 완성한 작품을 선물하고픈 대상이 누구인지, 그 이유에 대해 말해 본다.
치료적 효과	집중력을 요구하는 손작업은 손 근육을 강화하고 인지 능력의 쇠퇴를 둔화시키는 등 노년기 질환을 예방하는 효과도 크다.

(3) 장식 가리개 만들기

삶의 무료함에 지쳐 있는 노인들에게 주변 환경과 사물에 대한 관심과 참여를 유도할 수 있다.

제목	장식 가리개 만들기
프로그램 목표	노인의 주체적 체험을 통하여 예술적 잠재력을 개발하고 실현한다.
사용 재료	도안, 구슬꿰기 재료, 실, 스티커 물감, 드라이기
사용 순서	① 주어진 도안 위에 스티커 물감으로 채색한다. ② 다 마른 후 모양대로 오려낸다. ③ 준비된 구슬꿰기 재료와 오려낸 모양으로 장식 가리개를 구성한다.
치료적 효과	시각과 촉각의 협응 능력과 균형감각을 길러주며 대근육 운동과 소근육 운동의 발달을 도와주고, 색인지와 형태감각이 향상됨을 기대할 수 있다.

(4) 물고기 병풍 만들기

연상 작업을 통해 구체적인 사물의 형상을 묘사하도록 한다. 서로 같은 대상을 그리면서 나타나는 차이점을 인지하도록 한다.

제목	물고기 병풍 만들기
프로그램 목표	노인들의 감각과 근육운동을 활성화시키며 자극시켜 준다.
사용 재료	작은 병풍틀, 물고기 도안, 사인펜, 물감, 붓
사용 순서	① 물고기의 모습을 각자 상상해 본다. ② 주어진 물고기 도안에 사인펜으로 세부묘사를 한 후 채색하도록 한다. ③ 병풍틀에 완성된 작품을 붙인다.
치료적 효과	세부적인 표현을 통해 기억력 증진과 좌뇌 활성화를 기대할 수 있다. 각기 차이점을 찾아봄으로써 인지능력이 향상된다.

(5) 내 마음 전하기

자신의 내면을 응시하고 지나온 삶과 다가올 죽음에 대해 보다 적극적이고 긍정적으로 받아들이는 기회를 갖는다. 종이를 오리고 찢는 작업을 통해 소근육 운동 효과를 가져오며, 회상을 통해 현재 자신의 모습을 받아들이고 긍정적으로 수용하여 균형 있고 조화로운 삶을 유지하도록 하여 자신의 삶을 수용한다.

제목	내 마음 전하기
프로그램 목표	노인들의 감각과 근육운동을 활성화시키며 자극시켜 준다.
사용 재료	편지지, 원기둥 모양의 틀, 한지, 노끈, 풀, 가위
사용 순서	① 자신의 지나온 삶에 대해 회고를 해 보고 다가올 미래에 대해 준비해 본다. ② 주어진 틀에 한지를 이용하여 장식해 본다. ③ 자신에게 또는 타인에게 편지를 쓴다. ④ 틀 속에 편지를 넣은 후 봉합한다.
치료적 효과	종이를 오리고 찢는 작업을 통해 소근육 운동 효과를 갖는다.

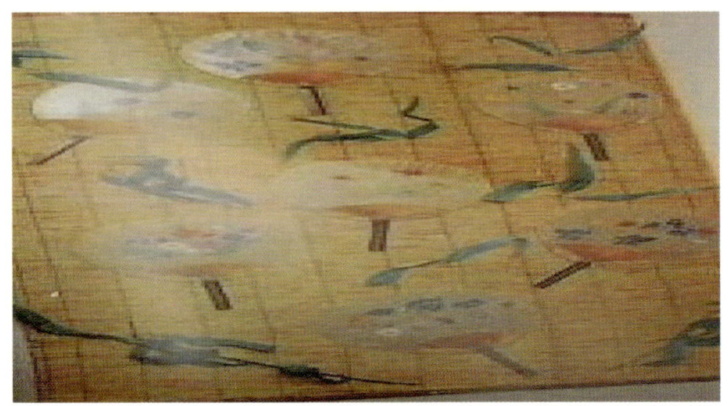

<그림 40> 부채 만들기

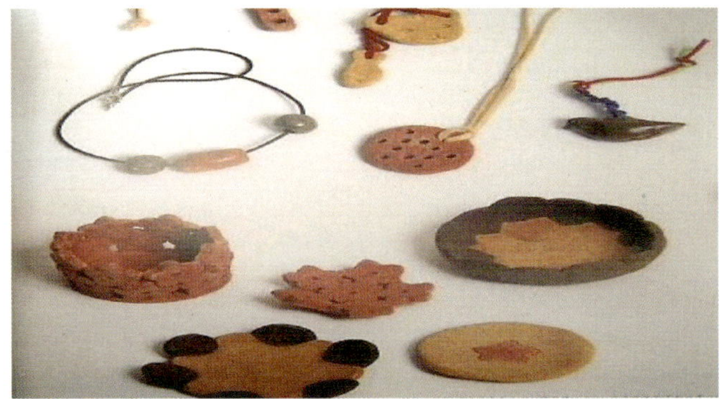

<그림 41> 점토 장식 만들기

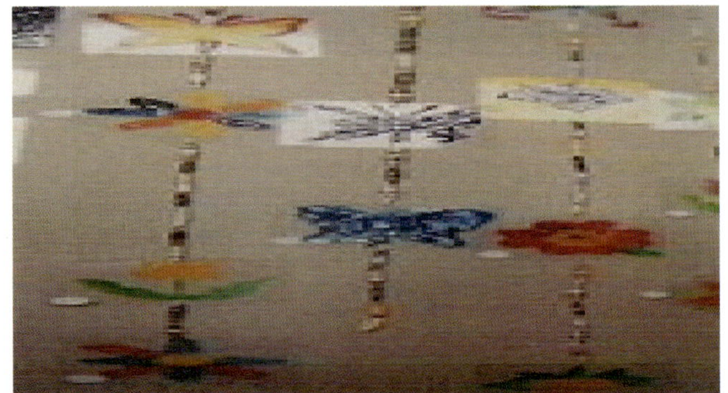

<그림 42> 장식 가리개 만들기

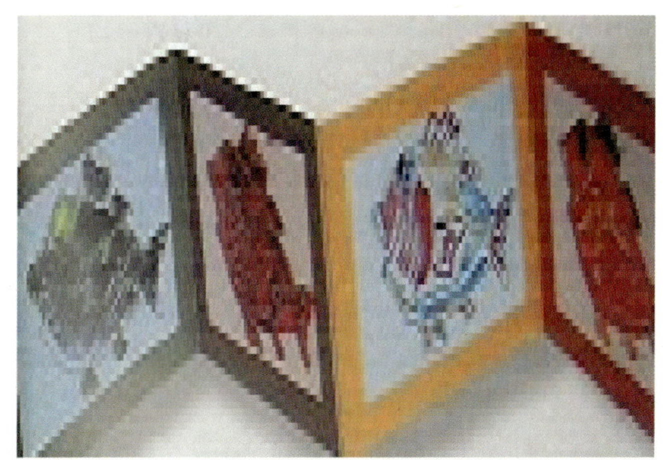

〈그림 43〉 물고기 병풍 만들기

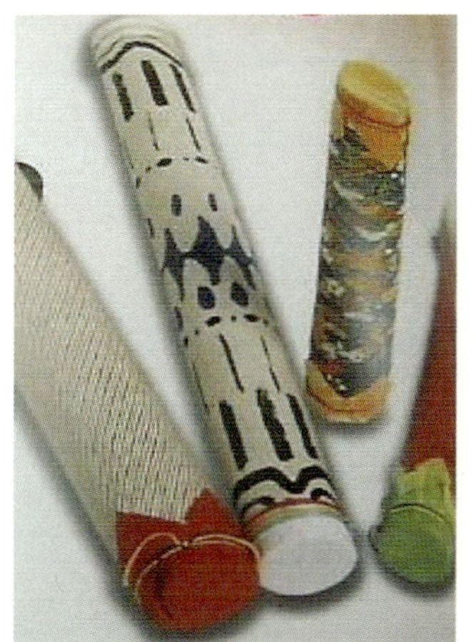
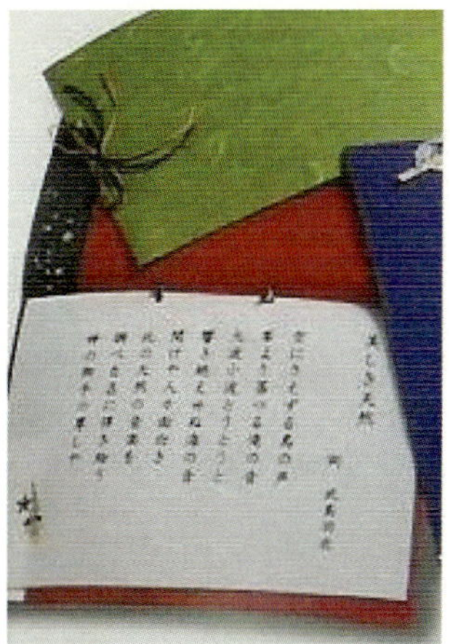

〈그림 44〉 내 마음 전하기

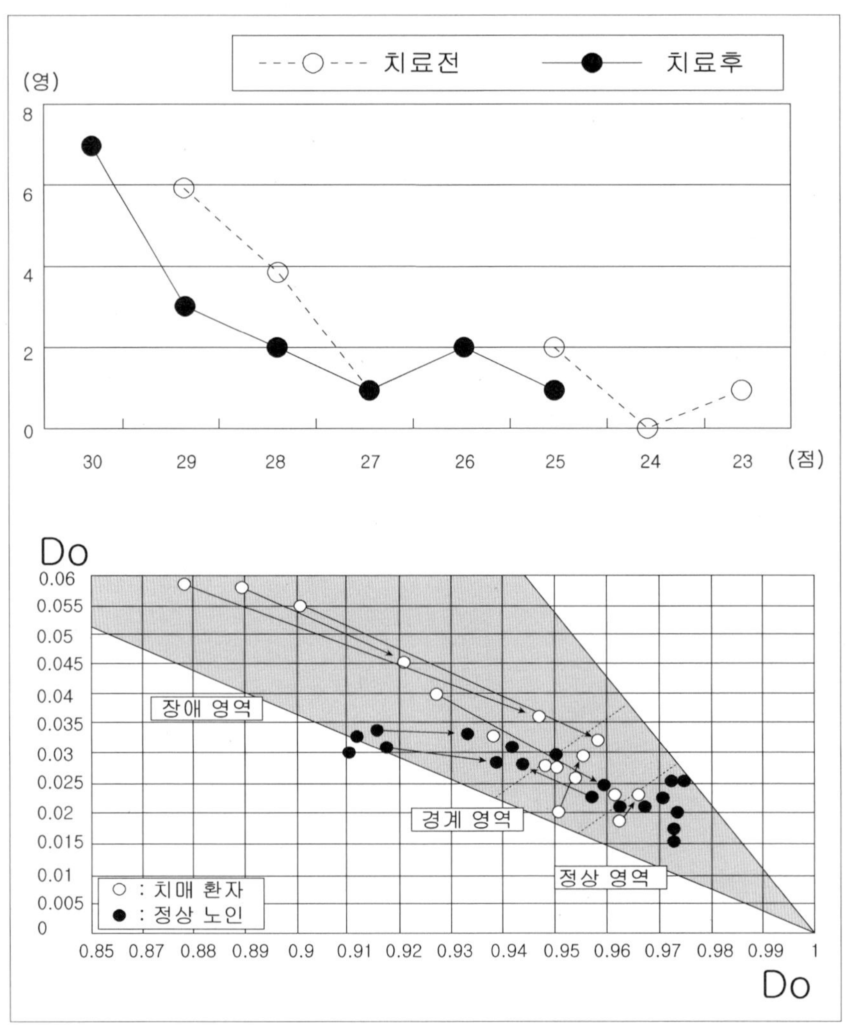

  기무라 클리닉에서 발표한 치매노인의 미술치료 전후를 비교한 임상 효과이다.<표 9>

  동북복지대학교 및 감성복지연구소에서의 임상 효과에 대한 자료는 미발표되어 있다.

4. 한국의 미술치료 프로그램

1) 재활을 위한 미술치료 프로그램

재활의 어원은 라틴어인 'habilitas', 즉 '할 수 있다'이다. 재활은 신체 및 정신의 부분적 기능장애를 가지고 있는 사람에게 그가 가진 능력을 최대한으로 개발시켜 사회에서 신체적, 정신적, 사회적, 교육적, 직업적으로 가장 정상에 가깝게 생활할 수 있도록 도와주는 역동적 과정을 말한다.

환자에게 환자 자신의 재활과 자기치유의 힘을 얻을 수 있도록 환자의 잠재력, 자원을 활성화시키거나 회복시키는 시도를 한다.

장애인들은 미술치료를 통해 창의적 표현활동을 하면서 자신의 내면에 있는 어려움과 문제점들을 외부적으로 표출할 수 있는 기회를 마련하게 된다. 더불어 재활로서의 미술치료는 장애인에게 나타나기 쉬운 사회적 관계 형성을 시도할 수 있는 기회를 제공한다.

주머니 만들기, 고향의 봄(꽃동산), 곡물로 만다라 꾸미기, 찰흙으로 만들기, 콜라주, 먹으로 표현하기로 프로그램을 만들었다.

(1) 주머니 만들기

생활에서 이용될 수 있는 물건을 만들어 봄으로써 환자 자신도 생산적인 활동을 할 수 있는 가능성과 쓰임새를 생각하며 만들기 때문에 능동적인 태도를 갖는다.

제목	주머니 만들기
프로그램 목표	손 근육 운동에 효과적이며, 특히 여성 재활환자들에게는 학창시절의 여유로움을 또는 자식을 위해 바느질하던 어머니의 모습을 떠올리게 하며 가족이나 주변인들과의 관계에 대해 재고하게끔 한다.
사용 재료	여러 종류와 색깔의 천 조각, 바늘, 실, 주머니 끈, 채색도구
사용 순서	① 주머니와 관련된 특별한 추억이 있는지를 생각해 보도록 한다. ② 마음에 드는 천 조각을 골라 바느질을 하도록 한다. ③ 만들어진 주머니 위에 다른 천 조각이나 채색도구를 사용하여 꾸며 보도록 한다. ④ 자신이 만든 주머니를 선물하고 싶은 사람이 있는지, 왜 그러한지에 대해 이야기를 나눠본다.
치료적 효과	타인에 대한 배려감을 길러주고 집중력을 강화시킨다.

(2) 고향의 봄(꽃동산)

고향의 향수를 생각하며, 고향 동네의 풍경과 계절의 변화 등을 나누며 공동으로 나뭇잎과 꽃을 이용해서 꽃동산을 꾸민다. 나열하는 것만으로도 충분히 아름다운 장면을 연출할 수 있으므로, 아무것도 할 수 없는 심리적 압박감과 좌절감에서 벗어날 수 있도록 도와준다.

제목	고향의 봄(꽃동산)
프로그램 목표	자연이 주는 시각, 촉각 및 후각에의 자극을 받아 흥미를 유발시키며 이와 더불어 긴장이완에 효과적이다.
사용 재료	여러 종류의 꽃, 풀과 나뭇잎 등
사용 순서	① 고향의 향수를 생각하며 풍경이나 계절의 변화를 느껴 보도록 한다. ② 각각의 꽃잎, 풀, 나뭇잎 등이 주는 색깔, 촉감, 향기를 충분히 느낄 수 있도록 한다. ③ 자신이 꿈꾸는 봄 동산을 꾸며 보도록 한다.
치료적 효과	꽃, 나뭇잎이라는 존재에 대해서 평온함을 가질 수 있다. 심신안정, 생명이 소생해서 꽃이 피기 때문에 삶에 대한 의지가 강해질 수 있다. 꽃동산을 만들면서 집중력이 향상되고 흥미를 유발할 수 있다.

(3) 곡물로 만다라 꾸미기

여러 곡물을 접함으로써 농업사회에서의 젊은 시절을 보낸 노인분들에게 옛 향수를 불러일으킬 수 있다. 특히 치매, 재활환자 등 소근육 운동을 해야 하는 환자에게 좋은 프로그램이다.

제목	곡물로 만다라 꾸미기
프로그램 목표	곡물을 이용한 만다라 꾸미기는 집중력 향상과 손과 눈의 협응 관계향상을 도모하는 데 도움이 된다.
사용 재료	만다라 문양, 종이, 곡식과 씨앗 종류, 풀, 본드, 테이프
사용 순서	① 직접 만다라를 그리거나 여러 장의 만다라 그림 중에 선택하게 한다. ② 곡식이나 씨앗을 그림에 배치하고 풀이나 본드로 붙이도록 한다. ③ 다 붙이고 난 후 곡식들이 떨어지지 않게 테이프로 고정시킨다.
치료적 효과	손으로 작은 곡물을 심리적 불안감의 극복과 자아실현을 이룰 수 있다. 만지고 붙이면서 미세한 손 근육까지 사용하게 된다.

(4) 찰흙으로 만들기

재활환자들이 대부분 가지고 있는 무력감을 완화시키는 기회를 제공하는 것이 되며, 심리적 안정감 또한 고취시킬 수 있다. 흙놀이하며 놀던 어릴 적 향수를 불러일으켜 줌으로써 자신도 가족 안에서 사랑받던 존재였음을 기억할 수 있게 해 준다.

제목	찰흙으로 만들기
프로그램 목표	차가운 느낌과 손압의 강약에 따라 만지는 대로 변하는 흙을 만지면서 감각 자극을 받을 수 있으며, 자신이 원하는 모양을 만든 후 성취감을 얻을 수 있다.
사용 재료	점토, 도구
사용 순서	① 점토를 손으로 만져보고 얼굴에도 대보면서 흙이 주는 촉감을 느껴본다. ② 어린 시절 흙놀이하던 때를 추억해 본다. ③ 점토를 만지면서 자신이 만들고 싶거나 표현하고 싶은 것을 만들어 본다.

치료적 효과	감각기능을 발달시킬 수 있고 자신의 모습에 대한 불안감을 떨쳐 버리고 몰두할 수 있다. 소근육 강화, 성취감으로 통한 재활의지 강화, 자신의 정서적, 육체적 운동 능력 향상, 의식화, 통찰력 강화에 도움을 준다.

(5) 콜라주

신체적 장애로 인해 이룰 수 없는 것들을 잡지나 기타 매체로부터 오려 도화지 위에 꾸며 봄으로써 자신의 욕구를 표출하면서 자신의 내면을 바라볼 수 있게 한다. 언어적인 접근이 아닌 상징적인 이미지에 의해 환자의 감정이나 사고를 표현할 수 있어 그리기나 만들기에 두려움을 가지고 있는 환자들이 쉽게 접근할 수 있도록 해 준다.

제목	콜라주
프로그램 목표	자신의 욕구를 표출하면서 자신의 내면을 바라볼 수 있게 한다.
사용 재료	도화지, 잡지, 풀, 가위, 색종이, 채색도구
사용 순서	① 잡지책을 보면서 마음에 드는 페이지를 여러 장 찢어 놓는다. ② 도화지 위에 오려낸 사진 등을 원하는 위치에 배치한 후 풀칠하고 배경을 꾸며 보도록 한다. ③ 작업을 완성한 후 대화를 통해 자신이 꾸민 콜라주에 비쳐진 환자 자신의 내면을 바라볼 수 있도록 도와준다.
치료적 효과	자신의 욕구를 매체를 통하여 발산할 수 있어 정서적 안정감을 취할 수 있다. 상징적인 이미지를 통해 성취감을 느낄 수 있다.

(6) 먹으로 표현하기

노인 환자들에게는 화선지와 먹물이라는 소재가 가장 한국적인 정서를 느낄 수 있게 해 준다. 또한 다른 소재에 비해 방어나 통제가 적기 때문에 긴장을 해소시키며 먹으로 인해 향수를 느낄 수 있도록 한다.

제목	먹으로 표현하기
프로그램 목표	붓이 가지고 있는 부드러움과 먹물향기를 느끼면서 환자로 하여금 정적인 가운데 심신이 안정됨을 유도할 수 있다.
사용 재료	화선지, 먹물, 붓, 채색도구
사용 순서	① 어린 시절을 떠올리거나 편안한 마음을 가질 수 있는 명상의 시간을 갖는다. ② 화선지 위에 붓으로 표현하게 한다. ③ 물감 등을 이용하여 배경을 꾸며 보도록 한다.
치료적 효과	동양 고유의 먹 사용으로 정서적, 심리적 안정감을 얻을 수 있다. 흥미유발 및 적극적인 참여를 유도할 수 있다.

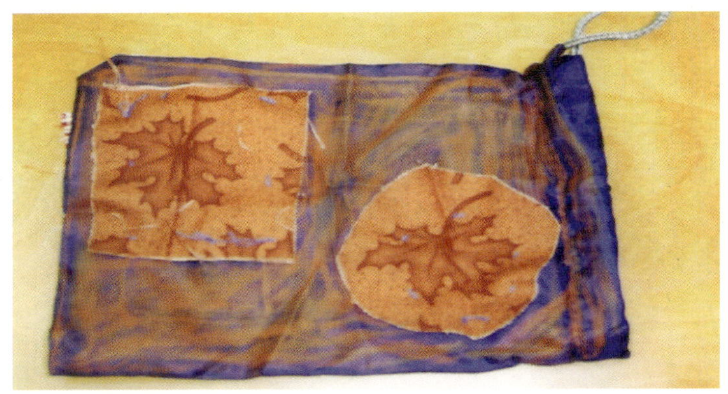

<그림 45> 주머니 만들기

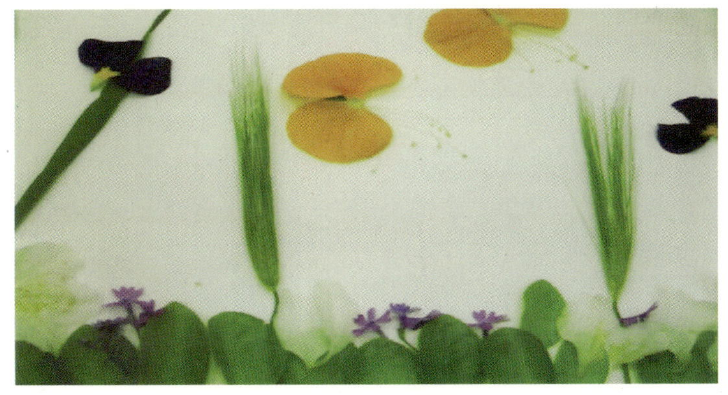

<그림 46> 고향의 봄(꽃동산)

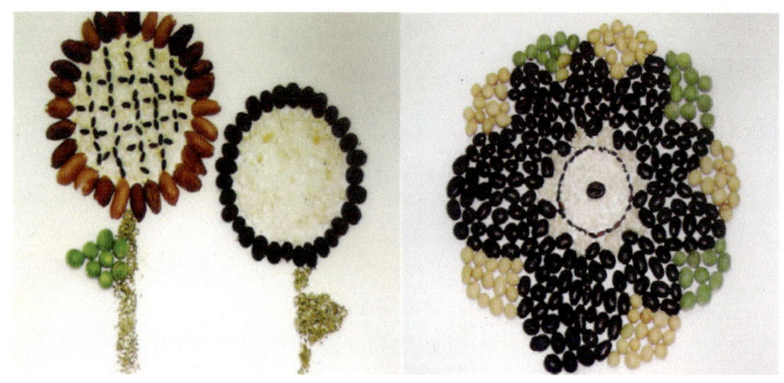

<그림 47> 곡물로 만다라 꾸미기

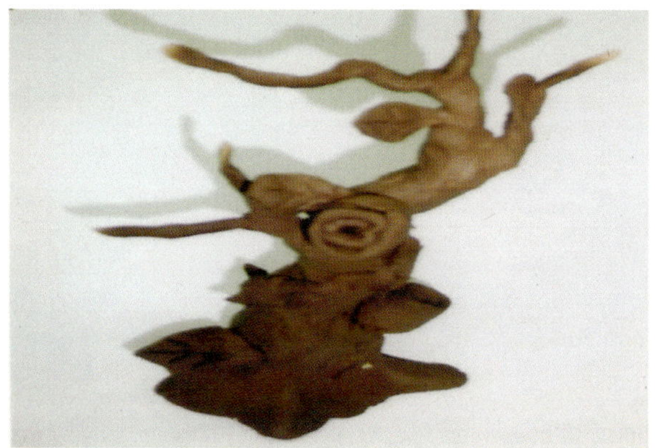

<그림 48> 찰흙으로 만들기

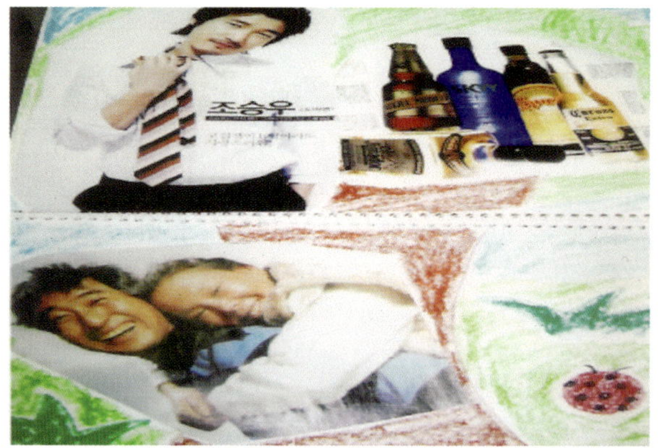

<그림 49> 콜라주

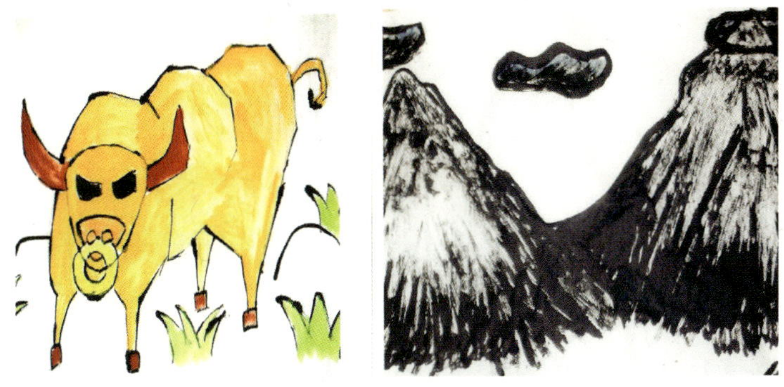

<그림 50> 먹으로 표현하기

2) 정신분열 환자를 위한 미술치료 프로그램

문과 문안의 표현, 데칼코마니, 찰흙으로 만들기, 색종이로 자연물 표현하기, 석고로 가면 만들기로 프로그램을 만들었다.

(1) 문과 문 안의 표현

자신이 문 앞에 서 있다는 상상을 해 본 후 바깥쪽에 자신이 생각한 문을 그린 후 문을 열면 볼 수 있는 광경을 묘사해 본다. 자신과 외부와의 관계를 표현함으로써 내향적인 면과 외향적인 면을 알아볼 수 있다.

제목	문과 문 안의 표현
프로그램 목표	본인의 외·내면을 표현한다.
사용 재료	도화지, 크레파스
사용 순서	① 도화지를 2면으로 접는다. ② 펼쳐서 안의 내면을 표현한다. ③ 접은 뒤 겉면에 외·내면을 표현한다.
치료적 효과	자신과 외부와의 관계를 인식한다. 창의적인 표현력을 높인다.

(2) 데칼코마니

사물의 유연성을 이용한 활동을 즐기면서 인생의 굴곡을 겪은 환자들에게
내면의 억압된 분노, 고통 등을 자연스럽게 표출할 수 있도록 유도한다.

제목	데칼코마니
프로그램 목표	유연성을 이용한 미술활동의 즐거움을 느끼게 한다.
사용 재료	도화지, 물감, 포스터 칼라
사용 순서	① 도화지에 물감이나 포스터 칼라를 짠다. ② 도화지를 반으로 접는다. ③ 문지른 뒤 펼친 후 보이는 형상에 대한 대화의 시간을 갖는다.
치료적 효과	시각적 감각을 키운다. 내면 표출에 도움을 준다.

(3) 찰흙으로 만들기

찰흙은 환자의 촉각과 시각 기능을 모두 자극하여 치료적이고 창조적인 활
동을 유도하며, 환자 자신이 내면에 가지고 있는 부정적인 감정들을 시각화하
는 데 좋은 촉매제 역할을 한다. 이를 바탕으로 치료자는 환자의 심리 치유의
계기를 마련할 수 있다.

제목	찰흙으로 만들기
프로그램 목표	찰흙으로 만들기를 통해 자유롭게 조형활동을 한다.
사용 재료	찰흙, 찰흙 도구
사용 순서	① 찰흙의 촉감을 느끼며 감각을 개발시킨다. ② 본인이 원하는 형상을 만들어 본다.
치료적 효과	감각을 활성화시킨다. 대근육, 소근육 운동을 발달시킨다. 정서적 이완과 감정 표출을 원활하게 한다.

(4) 색종이로 자연물 표현하기

색종이를 찢는 동안 마음속에 있던 분노, 고통, 억압된 자신의 감정을 색종이에 담아 찢는 행동으로 스트레스를 해소하는 기회를 제공한다. 찢는 동안의 감정을 승화시켜 자연의 평온한 일상으로 표현한다.

제목	색종이로 자연물 표현하기
프로그램 목표	색종이를 찢어 붙이는 작업을 통해 스트레스를 해소함.
사용 재료	스케치북, 색종이, 풀
사용 순서	① 자연의 풍경을 생각한다. ② 찢는 동안 그동안 쌓였던 불만과 스트레스를 푼다. ③ 색종이를 손으로 찢어가며 모양대로 붙인다. ④ 찢는 동안의 감정을 자연물로 승화시킨다.
치료적 효과	스트레스 해소, 관찰력, 감수성을 개발하고 감각을 활성화시킨다.

(5) 석고로 가면 만들기

자기의 모르는 부분, 불안을 주는 면을 수용하고 이해하여 자신의 실제 얼굴과 내면적인 얼굴을 보면서 자기의 또 다른 면을 살펴보는 기회를 갖는다.

제목	석고로 가면 만들기
프로그램 목표	석고로 가면을 만들어 자기 인식의 증가 및 새로운 매체를 접해 본다.
사용 재료	석고붕대, 풍선, 신문지, 물감, 붓
사용 순서	① 석고 붕대를 적당한 크기로 자른다. ② 자른 석고붕대를 물속에 담가둔다. ③ 풍선에 적은 신문지를 붙인 뒤 그 위에 젖은 석고를 붙인다. ④ 다 마르면 풍선을 터뜨린 후 남아 있는 석고 가면 위에 채색한다.
치료적 효과	자아를 인식하고 작업과정을 통해 인내심을 기른다. 감각을 활성화시킨다.

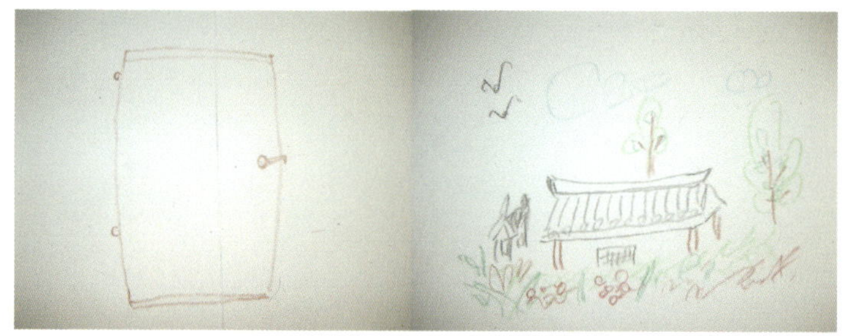

<그림 51> 문과 문 안의 표현

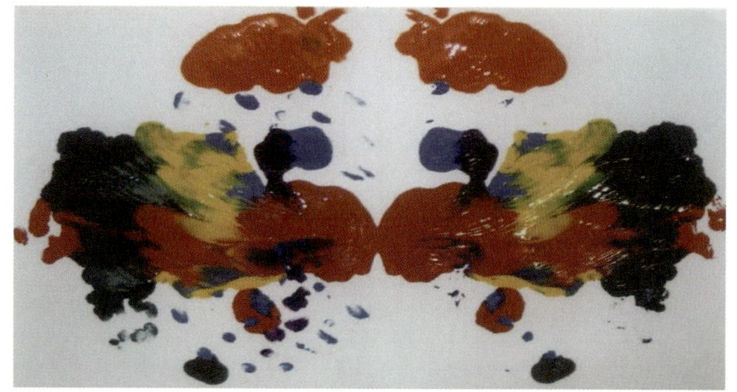

<그림 52> 데칼코마니

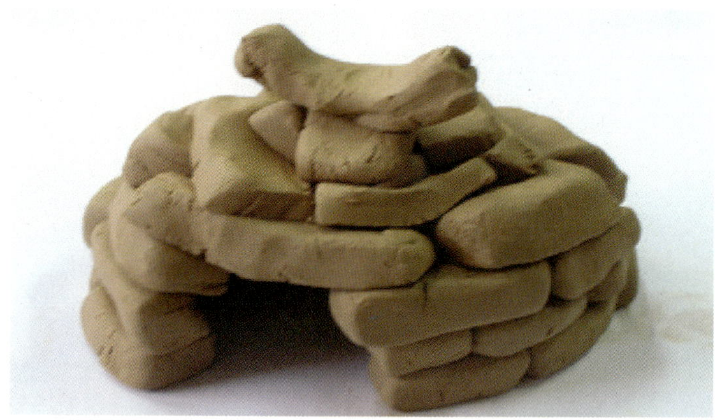

<그림 53> 찰흙으로 만들기

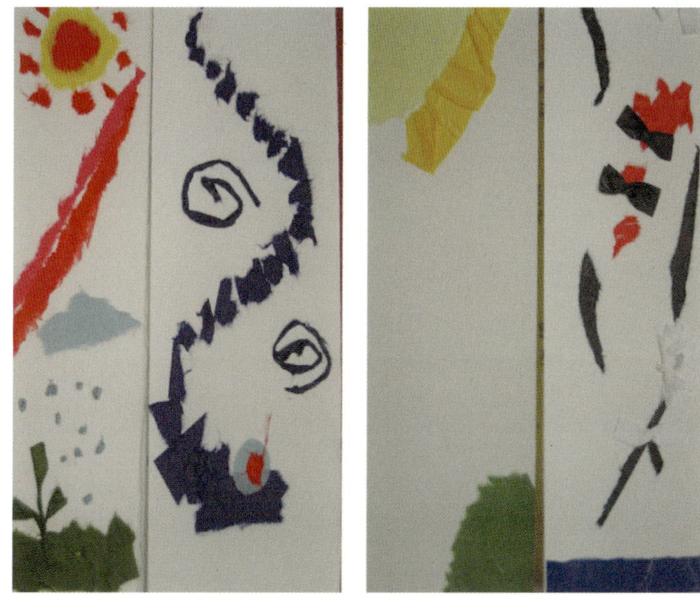

<그림 54> 색종이로 자연물 표현하기

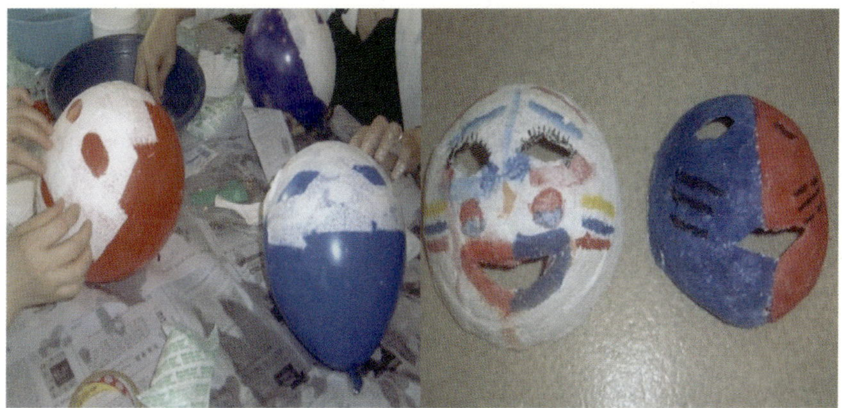

<그림 55> 석고로 가면 만들기

3) 소아암 환자를 위한 미술치료 프로그램

점토로 구성하기, 핑거페인팅, 나의 감정 그리기, 동화 그리기, 화산 그리기
로 프로그램을 만들었다.

(1) 점토로 구성하기

찰흙은 환자의 촉각과 시각 기능을 모두 자극하여 치료적이고 창조적인 활
동을 유도하며, 환자 자신이 내면에 가지고 있는 부정적인 감정들을 시각화하
는 데 좋은 촉매제 역할을 한다. 이를 바탕으로 치료자는 환자의 심리 치유의
계기를 마련할 수 있다.

제목	점토로 구성하기
프로그램 목표	근육을 이완하면서 감정의 순환을 도와준다.
사용 재료	점토, 도화지, 도구
사용 순서	① 점토를 만져보면서 서로 붙여 보기도 하고 쌓기도 하면서 점토와의 친밀감을 느낀다. ② 만지고 쌓고 붙이면서 만들고 싶은 것들을 생각하게 한다. ③ 다 만든 작품을 도화지에 올려놓는다.
치료적 효과	시각, 촉각적 자극을 통하여 소근육 운동과 긴장이완에 효과를 기대한다.

(2) 핑거페인팅

매끄럽고 부드러운 풀의 속성을 직접 손으로 느낌으로써 촉각의 자극을 활
성화시킬 수 있다.

제목	핑거페인팅
프로그램 목표	손가락의 움직임을 통해 우연적인 효과를 얻을 수 있다.
사용 재료	물감, 도화지, 물풀, 큰 그릇
사용 순서	① 큰 그릇에 물풀을 담는다. ② 자신이 원하는 색상의 물감을 골라 풀과 잘 섞는다. ③ ②의 내용을 도화지에 담아 마음껏 문지른다.
치료적 효과	손가락의 움직임을 통해 손 근육을 강화시킨다. 긴장이완에 효과적이며 우연적인 효과를 통해 미술에 대한 거부감이 없어진다.

(3) 나의 감정 그리기

나의 모습을 그림을 통해 객관적인 모습과 함께 현재의 건강 상황을 알아볼 수가 있다.

제목	나의 감정 그리기
프로그램 목표	병에 대한 불안감, 고통 등을 이미지를 통해 표면화시켜 준다.
사용 재료	크레파스, 도화지
사용 순서	① 현재의 기분을 느껴보도록 한다. ② 슬플 때, 기쁠 때, 즐거울 때, 힘들 때를 생각하면서 그 감정을 색깔이나 그림으로 표현해 본다. ③ 자신의 감정을 친구들과 이야기해 봄으로써 다른 친구들의 기분도 함께 느껴본다.
치료적 효과	현재의 모습에 대한 불안감을 표면화함으로써 심리적 안정을 취할 수 있다.

(4) 동화 그리기

전래동화는 인간의 삶을 가장 다양하고 풍성하게 묘사하므로 권선징악의 내용이나 주인공이 힘든 역경을 딛고 씩씩하게 성장하는 내용의 동화를 들려주어 용기를 격려해 주고 의지를 북돋아 준다.

제목	동화 그리기
프로그램 목표	육체적으로 힘든 현재의 상황을 동화 속의 주인공처럼 힘든 상황을 헤쳐 나가는 씩씩한 주인공이 되어 본다.
사용 재료	동화책, 도화지, 크레파스
사용 순서	① 가장 기억나는 동화책을 생각해 본다. ② 주인공의 힘든 상황이 현재의 나에게 똑같이 있었다면 나는 어떻게 할 것인지를 이야기해 본다. ③ 서로의 느낌을 그려보고 발표해 본다.
치료적 효과	현재의 고통을 극복할 수 있는 의지를 북돋아 준다.

(5) 화산 그리기

병원에서의 항암치료, 약물로 인한 스트레스 등을 화산이라는 물체로 자신의 감정을 표출할 수 있도록 도와준다. 자신이 화산이 되어서 폭발할 때의 그 느낌도 표현하도록 도와준다.

제목	화산 그리기
프로그램 목표	자기의 감정을 표출하도록 한다.
사용 재료	도화지, 크레파스
사용 순서	① 화산에 대한 이야기를 나눈다. ② 자신에게 떠오르는 화산의 형태와 크기와 상태를 마음속으로 살펴본다. ③ 화산을 보는 자신의 마음도 느껴본다. ④ 마음에 떠오른 화산을 그려본다. ⑤ 그림이 완성되면 대화를 나눈다.
치료적 효과	자신의 정서적, 신체적, 심리적 에너지를 인식한다.

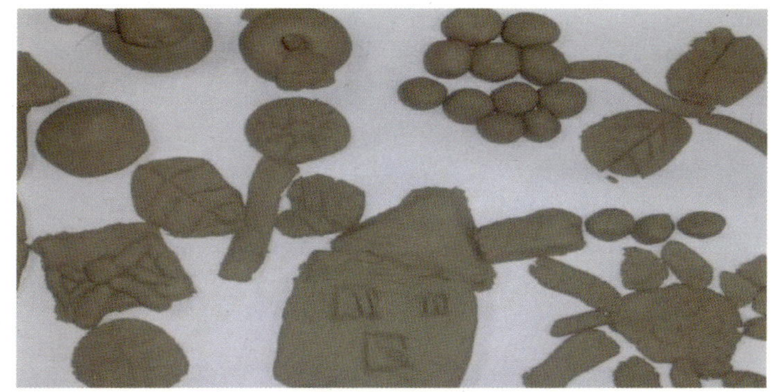

<그림 56> 점토로 구성하기

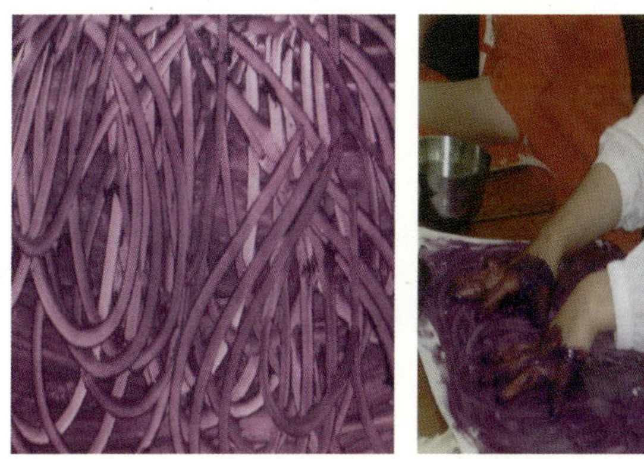

<그림 57> 핑거페인팅

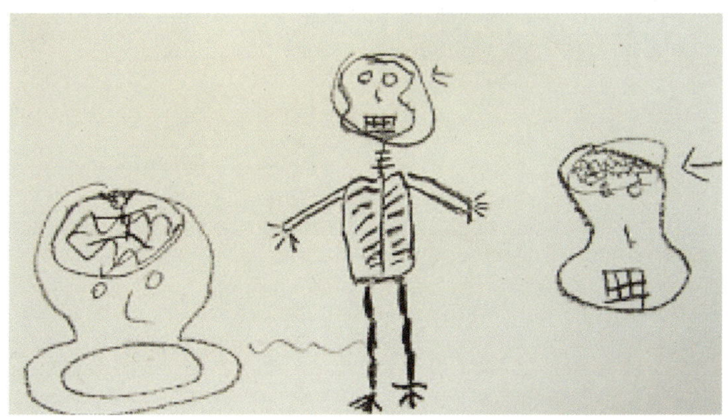

<그림 58> 나의 감정 그리기

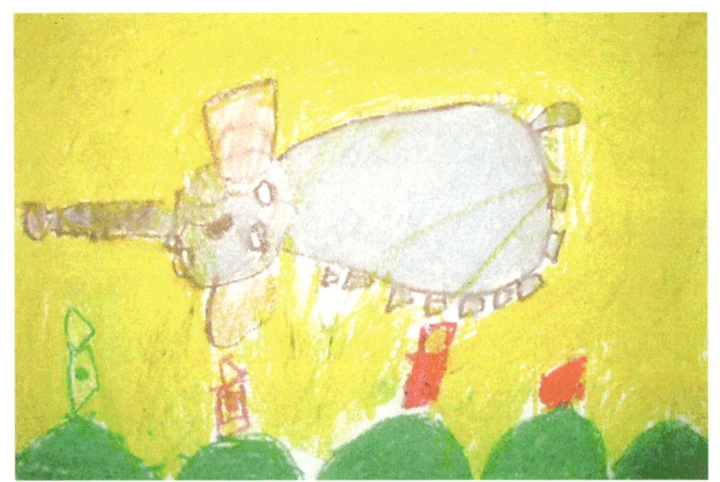

<그림 59> 동화 그리기

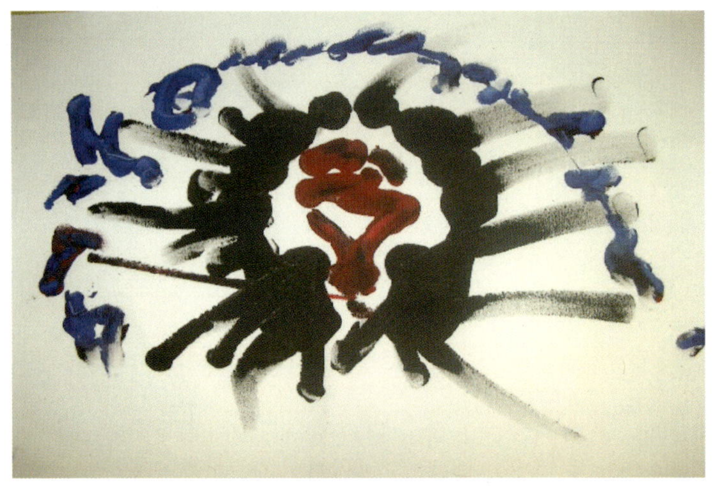

<그림 60> 화산 그리기

<표 10> 미술치료 전 임상 효과

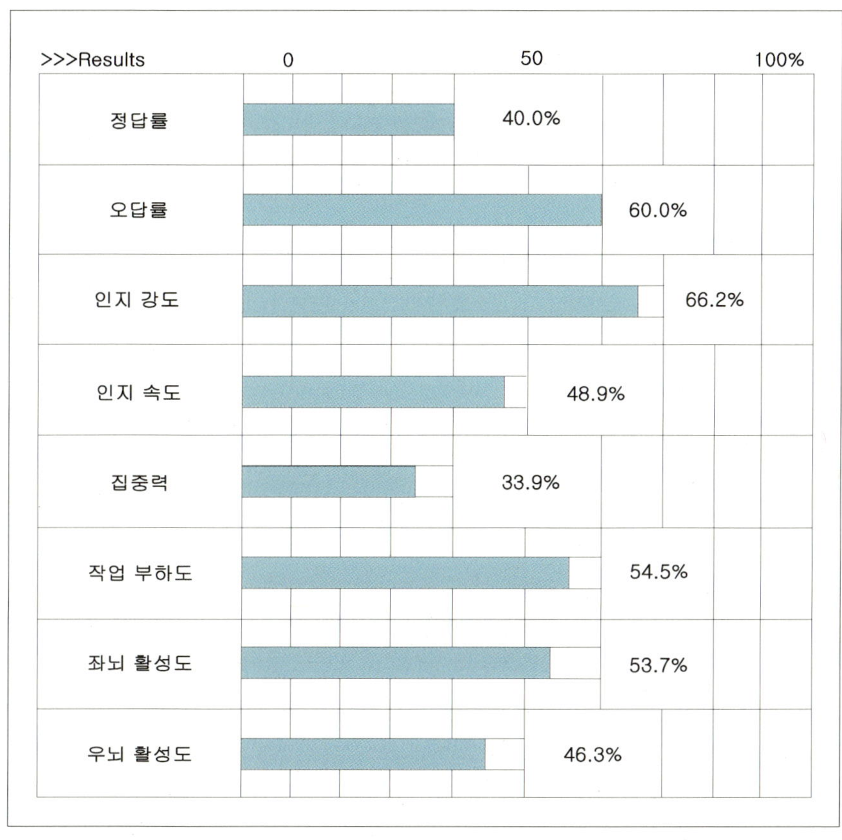

<표 11> 미술치료 후 임상 효과

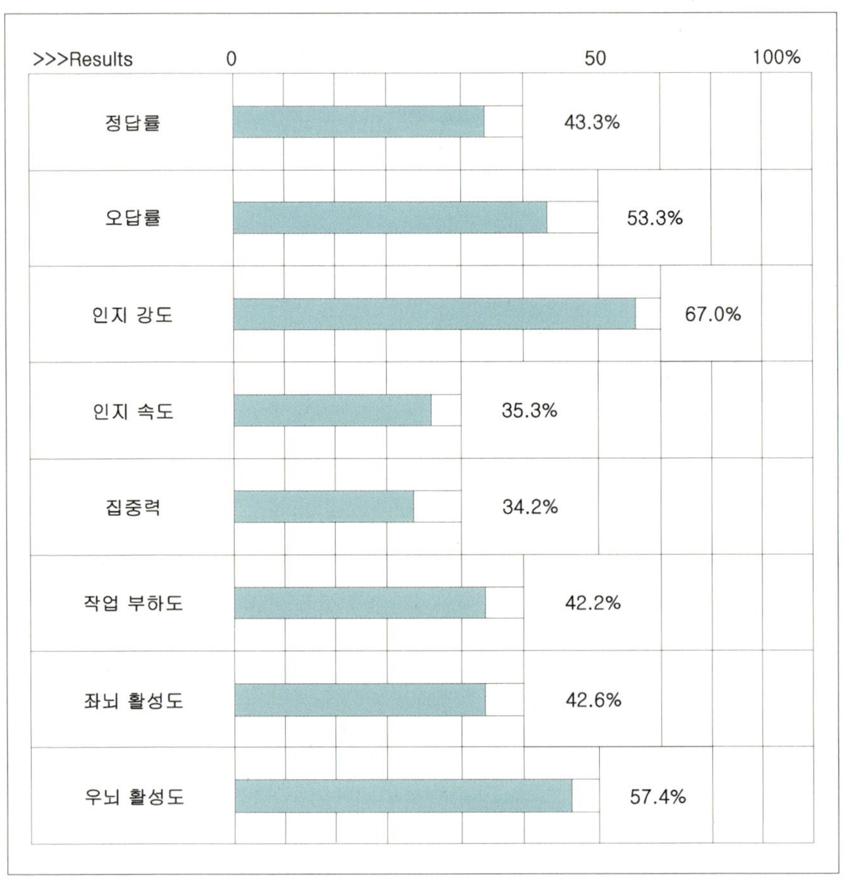

포천중문의대 차병원 미술치료 클리닉에서 발표한 ADHD에 대한 임상 효과이다.〈표 11〉 서울 시립 용인정신병원과 한양대학교 부속병원에서는 미술치료가 자원봉사의 형태로 이루어지고 있으며 미술치료 임상 효과에 대한 자료도 미발표되어 있다.

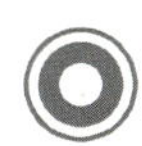

PART 06

향후 미술치료의 방향

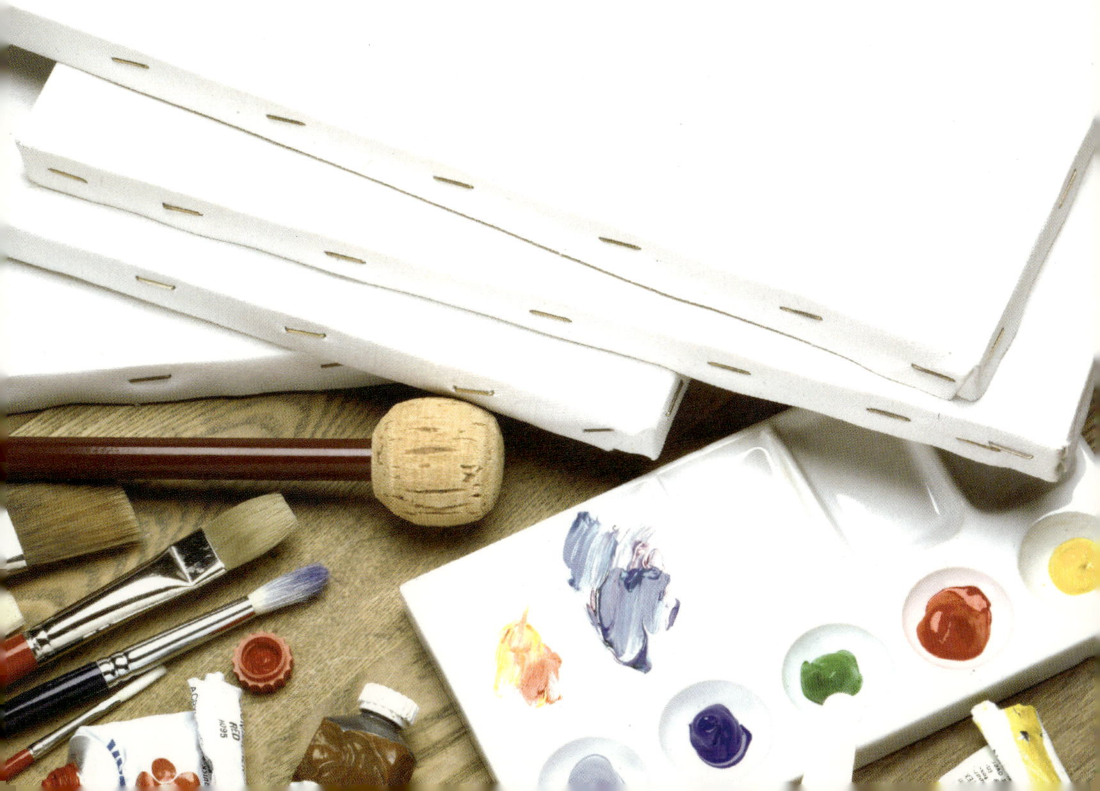

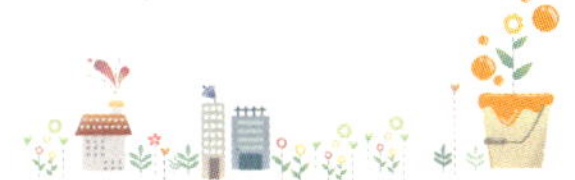

Part 06

향후 미술치료의 방향

육체적, 정신적, 심리적, 사회적인 부분만 아니라 영적인 건강까지도 아우르는 참건강(Well Being)의 중요성이 부각됨과 동시에 이러한 역할을 맡게 될 대체의학이 의학자들에겐 연구의 대상으로, 전통적 의학에 한계를 느낀 환자들에겐 '확실한 실패보다는 불확실한 희망에 의존해 보려는 마음'에서의 관심으로 인해 그 중요성과 필요성이 전 세계적으로 고조되고 있다.

치유예술(Healing Art)이라는 의미에서의 의(醫)를 위한 수백 가지 요법 중의 하나인 미술치료는 이미 제도권 의료체계에 접목되어 임상적으로 응용하고 있었으나 그 범위가 점차 확대되어 참건강(Well Being)을 이루기 위한 모든 측면을 평가하고 다스려 줄 수 있다는 점에서 보완대체의학 안에서의 그 역할이 커지고 있다.

미술치료를 교육, 진료, 연구, 제도화와 연계시켜 학문적 잠재력을 키우고 미술치료에 대한 올바른 연구결과와 지식을 습득함으로써 올바른 치료 방향과 지침을 제시할 수 있는 의료인을 양성하고 기초연구 발상을 제공해 줌으로써 무한대의 실용적 임상연구로 이어지도록 하며, 동서양의 미술과 의학을 융합한 통합 미술치료(Integrative Art therapy)를 창출하여 각 서양의학, 동양의학, 보완대체의학의 장점을 융합한 좀 더 차원 높은 통합의학(統合醫學, Integrative Medicine) 또는 전일의학(全一醫學, Wholistic Medicine)이라는 새로운 의학 창출에 촉매 역할을 할 수 있다.

미술치료는 신체 생리적인 전반적 기능을 향상시켜 주어 고통을 감소시키며 극복할 수 있도록 도와주며, 스트레스를 감소시키며, 다양한 감정을 표현하도록 하여 심리적 방어나 어려움을 감소시키는 역할을 한다. 그리고 사회적인 측면에서는 친밀감이나 수용 능력을 자극하고 고립감을 줄여 준다.

대체의학이란 한마디로 인간의 온갖 질병과 고통을 자연의 치유능력에 맞추어 조율해 주고 복원시켜 주는 의학이다. 그러기 위해서는 인체의 면역 기능과 회복능력을 증강시켜 주는 여러 가지 자연적인 접근방식을 동원하게 되며, 환자를 전체성을 가진 인간으로 보고 그 신체적인 병변 부위에만 치중하는 치료가 아니라 정신적, 사회적, 환경적인 부분까지 관찰하여 조화를 이루게 하는 치료를 행한다.

이에 각 나라별 대체의학에서의 미술치료가 이루어지는 병원을 살펴본 바에 따르면 생물학적, 심리적, 사회적인 측면에서 미술치료의 변화를 살펴볼 수가 있다.

첫째, 생물학적인 면(Biological Level)에서 보면 미술을 이용한 치료행위는 신체 생리적인 전반적인 기능을 향상시켜 주어 고통을 감소시키며 극복할 수 있도록 도와주었다.

둘째, 심리적인 면(Psychological Level)에는 스트레스를 감소시키며, 다양한 감정을 표현하도록 도와주며, 심리적 방어나 정서적 어려움을 감소시키는 역할을 하였다.

셋째, 사회적인 측면(Social Level)에서는 고립감을 줄여 주고 친밀감이나 수용 능력 및 울적함을 자극 완화시켜 줄 수 있었다. 이는 사회적 규범이나 관습 등의 사회문화적 환경도 커다란 영향을 미침을 알게 되었다.

비교적 유럽에서의 미술치료는 보완대체의학으로 융통성 있게 유지하고 발전시켜 왔으며 국민들은 커다란 저항 없이 혜택을 받고 있다. 약용식물에 대한 연구와 동종요법에 대한 연구를 오래전부터 계속해 와 지금은 많은 연구실적을 쌓아 놓고 있다. 미술치료의 역사가 가장 오래된 독일의 훔볼트 대학을 살펴보면 문화적, 사회적으로 예술과 함께한 생활로 인해 미술치료에 대한 거부감이 없으며 의료보험이 적용되어서인지 미술치료를 잘 활용하고 있었다.

미국의 앰디 엔더슨 병원 측에서는 미술치료의 효과를 확신하고 미술치료에 대해 지원을 아끼지 않는다는 것은 미술치료의 효과를 많은 사람들이 체험할 수 있게 하는 원동력이 된다고 볼 수 있다. 병원 측에서 미술치료를 인정하고 미술치료 과정을 유지하기 위해 환자들의 작품을 엽서로 제작해 수익을 얻고 있는 것과 병원 차원에서 미술치료를 하기 위해 일부 부유한 환자들의 기부를 받는 것은 앞으로도 더 많은 사람들이 미술치료를 받는 데 중요한 재정적 지원을 위해 바람직하다고 볼 수 있다. 가까운 일본에서는 예술적인 창작활동을 통해 오감을 자극하여 뇌를 활성화시킴으로 치매의 증상을 개선시키는 실적과 연구를 통해 치매증상의 개선뿐만 아니라 예방과 함께 어린이의 감성도 풍부하게 한다는 사실이 증명되어 미술치료가 활발히 적용되고 있다.

반면에 한국에서의 미술치료는 인지도가 부족한 것도 있지만 유교 사상이 팽배해 있는 영향 때문인지 성인들은 자신을 적극적으로 표현하는 데 서툴다. 그렇기 때문에 미술치료에 대해서 거부감을 갖게 된다. 특히 중, 고등학교를 졸업하면서부터는 직업으로 그림을 그리지 않는 이상 평생 사람 하나 그리는 일도 굉장히 드문 게 우리나라의 현실이다. 하지만 미술치료는 그림을 잘 그리고 못 그리는 것과는 전혀 상관없다.

앞으로 임상미술치료가 한국에 정착하기 위해서는 학문적 바탕과 임상 실험적 데이터의 축적과 함께 환자 중심의 의료서비스 및 대중화가 필요하다. 또한 비의료 분야에서의 노력과 함께 홍보를 통해 임상미술치료가 의료현장에서 적극적으로 활용될 수 있도록 해야 할 필요가 있다.

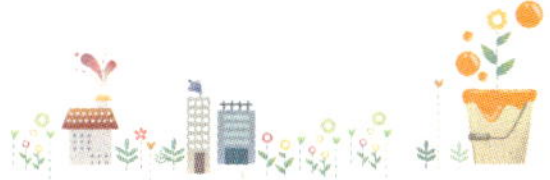

강길전(2006). 미래 의학으로서의 양자의학. 대한보완대체의학지 제3권 제1호.

강윤호(1981). 정신병중 광(狂)·전(癲)·간(癎)에 대한 문헌적 연구. 대한한의사협회.
　　　1981년 10월 2호, pp.32-38.

권준범(2003). 미술심리치료 검사를 활용한 미술교육 프로그램에 관한 연구. 홍익대
　　　학교 대학원 박사학위논문.

김광일, 원호택(1972). 한국 민간 정신의학(1). 서울. 신경정신의학. pp.85-98.

김동연(1990). 동적가족화(KFD)의 이해. 제7회 발달장애연구회 세미나 자료.

　　　(1994). 미술치료 어떻게 할 것인가〈Ⅳ〉. 미술세계 7월호. pp.132-137.

김동연·최외선(1997). 아동미술치료. 한국미술치료학회 제17회 연수회 자료.

김동연·이재연·홍은주 역(2001). 아동미술심리이해. 서울. 학지사.

김두종(1966). 한국의학사, 서울. 탐구당.

김미리혜, 김진영 외 역(2000). 심리치료. 서울. 정민사.

김선현(2006). 마음을 여는 미술치료. 서울. 넥서스.

　　　(2006). 임상미술치료의 이해. 서울. 학지사.

　　　(2005). 보완대체의학에서의 미술치료의 역할. 대한보완대체의학회지. 2005년
　　　3월호. 제2권 제1호.

　　　(2005). 아동미술 치료사례연구. 서울. 미술교육(2005년 1월호 15호).

　　　, 전세일(2006). 임상미술의 이해. 서울. 이론과 실천.

김재은 외 19인(1996). 인지와 창의성의 심리학. 김재은 교수 정년기념 논문집. 서울.
　　　창비사.

김정(1985). 아동의 묘화분석. 서울. 백록출판사.

김정규(1997). 게슈탈트 심리치료. 서울. 학지사.

김진숙(1996). 예술심리치료의 이론과 실제. 서울. 중앙적성출판사.

______역(2001). 미술심리치료 총론. 서울. KEPAR Press.

______역. Judith A. Rubin 저(2006). 미술치료학 개론. 서울. 학지사.

대한보완대체의학회(2004). 보완대체의학-통합의학으로 가는 길. 서울. 이한출판사.

대한신경정신의학회(편)(1997). 신경정신과학. 서울. 하나의학사.

민성길 외(1998). 최신정신의학. 서울. 일조각.

박석련(1986). 전체성 의학과 동서의학. 동서의학연구소 논문집.

서울교육대학교 미술교육연구회 역(1995). 인간을 위한 미술교육. 서울. 미진사.

연세대학교 의과대학(1986). 의학백년. 서울. 연세대학교 출판부.

오상훈·김지혁(1989). 동양의 무속신앙과 정신요법의 상관성에 대한 고찰. 경희대학
        교 한의과대학. pp.423-432.

오홍근(2000). 새로운 의학, 새로운 삶-대체의학, 개념과 발전방향. 서울. 창작과 비
        평사.

이규보. 동국이상국집-노무편.

이규선·김동영·전성수(1994). 미술교육학 개론. 서울. 교육과학사.

이규태(1997). 정신건강을 위한 심리치료. 서울. 하나의학사.

이동식(1974). 한국인의 주체성과 도(道). 서울. 일지사.

이병윤, 서광윤, 신동균(1981). 현대정신의학. 서울. 일조각.

이부영(1976). 동의보감에 나타난 정신병치료. 서울, 신경정신의학. pp.15:20-27.

이정균(1981). 정신의학. 서울. 일조각.

이사도르 로젠펠드, 박은숙, 박용우 옮김(1998). 대체의학. 서울. 김영사.

전세일(2004). 보완대체의학. 서울. 계측문화사.

______(2005). 한의학에 대한 올바른 이해. 대한의사협회지. 제48권 제8호 별책.

______(2005). 보완의학. 서울. 아카데미아.

______, 오홍근(2003). 새로운 의학. 새로운 삶. 서울.

정여주(2003). 미술치료의 이해. 서울. 학지사.

정재혁(1986), 동서의학협력의 과학적 근거, 동서의학연구소 논문집.

정정순 외 역. Eva Mees-christeller 지음(2004). 인지학 미술치료. 서울. 학지사.

조헌영(1983). 통속한의학 원론. 서울. 학림.

주리애(2000). 미술치료는 마술치료. 서울. 학지사.

차호원·강기호(1987). 집단상담의 이론과 기술. 서울. 교보문고.

최서형(2005). 동서의학 협력의 필요성과 발전방안.

최재영·김진역 역(2000). 미술치료. 서울. 조형교육.

한국미술치료학회(1995). 미술치료의 이론과 실제. 서울. 동화문화사.

한국판 뉴스위크(2004). Mind & Body(NWK 특별호, 7, 9호). 서울. 중앙일보 시사
  미디어.

황의환(1983). 황제 내경 소문을 중심으로 한 정신질환에 대한 소고. 대한한의사협
  회. pp.78-82.

Achterberg, J.(1985). Imagery in Healing Shamanism and Modern Medicine.
  Boston: Shambala Publications, Inc.

Adler, A.(1985). Individualpsycbologie in der Scbule. Frankfurt am Main.
  Fischer.

Alschuler, P. & Hattwick, L. A.(1943). Easel painting as an indes of
  personality in pre-school children. Journal of Orthopsychiatry. 13.
  pp.616-625.

Arnheim, R.(1972). Toward a psychology of art. Berkely: University of
  California Press.

Astin JA, Shapiro SL, Eisenberg DM, Forys KL.(2003). Mind-body medicine:
  state of the science, implications for practice. J Am Board Fam Pract.
  2003 Mar-Apr; 16(2):131-47.

Benson, H.(1993). The Realaxation Response. New York: Outlet Books, Inc.

Benson H.(1997). The relaxation response: therapeutic effedt. Science. 1997 Dec. 5; pp.278(5344):1694−5.

Benson H.(1996). Commentary: self−care, the three−leffed stool, and remembered wellness. J Cardiovasc Nurs. 1996 Apr. 10 pp.(3):1−3.

Blanke C. D., Corless C. L.(2005). State−of−the art therapy for gastrointestinal stromal tumors. Cancer Invest. 2005; 23(3): 274−80.

Borysenko, J.(1989). Minding the Body, Mending the Mind. New York: Bantam Books(1989).

Brenner, C.(1976). Psychoanalytic technique and psychic conflict. N. Y.: Internaional Universityies Press.

Bruce, D. F., Mcilwain, H. H, (1998). Unofficial Guide to Alternative Medicine. Simon & Schuster Macmillan Company.

Buck, J.(1948). The House−Tree−Person techinique. L. A.: Western Psychological Services.

Burns, R. Kafuman, S. H.(1970). Kientic Family Drawing(K−F−D): An Introduction to Understanding Children through Kinetic Drawing. N. T.: Brunner/Mazel.

Chopra, D.(1989). Quantum Healing. New York, Bantam Books.

Connierae, A. and moab, S.(1989). Heart of the Mind. UT: Real People Press.

Cousins, N.(1991). Head First: The Biology of Hope. New York: Thorndike Press.

Dewards, B.(1986). Drawing on the Artist Within. N. Y.: Simon and Schuster.

Eisenberg, D. M., R. C. Kessler, C. Foster, F. E. Norlock, D. R. Calkins, and T. L. Delbanco.(1993). Unconventional medicine in the United States: Prevalence, costs, and patterns of use. The New England Journal of Medicine, 328(4), January 28, 1993, pp.246−52.

Eisner & Ecker(1966). Readings in Art Education. Lexington: Xerox College Pub.

Favara—Scacco C, Smirne G, Schiliro G, Di Cataldo A.(2001). Art therapy as support for children with leulcemia during painful proceduress. Med Pediatr Oncol. Par; 36(4): 474—80.

Goldberg(1993). Alternative Medicine, The Definitive Guide, Burton, Future Medicine Publishing, Inc. Tiburon, Ca.

Goleman, D.; and Gurin, Joel.(1993). Mind/Body Medicine: How to Use Your Mind for Better Health. New York: Consumer Reports Books. Golombek, E.(2000). Plastisch—Therapeutisches Gestalten. Urachhaus.

Goodenough, F.(1926). Measurement of intelligence by drawings. N. Y.: Harcourt, Brace & World.

Gutknecht, K.(2004). Ohne Engel geht es nicht! Verlag am Goetheanum. Hamburg.

Hammer, E.(1958). The clinical application of projective drawings. Springfield. IL: Charles C Thomas.

Harris, D. B.(1963). Children's Drawing as Meas ures of Intellectual Maturity. N. Y.: Harcourt, Brace & World.

Jung, C. G.(1954). The practice of psychotherapy. N. Y.: Kabat Zinn, J.(1990). Full Catastrophe Living: Using the Wisdom of Your Body and Mind to Face Stress, Pain, and Illness. New York: Delta.

Pantheon.(1960). Man and his symbols. N. Y.: Dell.

Gutknecht, K.(2004). Ohne Engel geht es nicht! Verlag am Goetheanum. Hamburg.

Kolb, B.(1898). Brain Development, Plasticity, and Behavior. American Psychologist, 44th, 172—180.

Kramer, E.(1971). Art as therapy with children. N. Y.: Schocken Book. Lanier, V.(1983). The Visual Arts and the Elementary Child. N. Y.: Teachers College Press.

Lewin, A.(1986). Drawing with Childresn. L. A.: Jeremy P. Teacher, Inc.

Lewis, H.(1961). Art Education in the Elementary School. N. Y.: National Education Association.

Linderman, M, M.(1974). Art in the Elementary School. Dubuque: W. C. Brown Pub.

Locke, Steven; and Colligan, Douglas.(1986). The Healer Within. New York: Mentor, 1986.

Lowenfeld & Brittain(1975). Creati and Mental Growth. N. Y.: The Macmillan Pub.

Machover, K.(1949). Personality projection in the drawing of the human figure. Springfield, IL: Charles C Thomas.

Malchiodi, C. A.(1988). The Art Therapy Source Book: Art Marking for personal Growth, Insight and Transformation. N. Y.: The Guilford Press.

(1988). Understanding Children's Drawing. N. Y.: The Guilford Press.

MD Anderson Cancer Center(2004). Guide for Pediatric Referring Physicians.

Monti DA, Peterson C, Kunkel EJ, Hauck WW, Pequignot E, Rhodes L, Brainard GC.(2005). A randomized, controlled trial of Mindfu−lness− bassed art therapy(MBAT) for womer with cancer. Psychooncology, Nov. 15.

Moyers, Bill.(1993). Healing and the Minl. New York: Doubleday.

Mind−Body Interventions for Gastrointestinal Conditions. Summary.

Evidence Report/Technology Assessment: Number 40. AHRQ Publication No.01−E027, March 2001. Agency for Healthcare Research and

Quality, Rockville, MD.
http://www.ahrq.gov/clinic/epcsums/mindsum.htm

Peper, Erik and Holt, Catherine(1993). Creating Wholeness: A Self-Healing Workbook Using Dynamic Relaxation, Images and Thoughts. New York: Plenum.

Piaget, J.(1951). Play, Dreams and Imitation in Childhood. N. Y.: W. W. Noton & Co.

Read, H.(1958). Education through Art. London: Faber & Faber.

Rossman, Martin L(1989). Healing Yourself: A Step-by-Step Program for Better Health through Imagery. New York: Pocket Books.

Rubin, J. A.(1987). Approach to Art Therapy: Theory and Technique. N. Y.: Brunner/Mazel.

Silver, R. A.(1983). Identifying gifted handicapped children through their drawing. Art Therapy, 1(1). 40-49.

Unesco.(1969). The Arts and Man. Paris: imprimeries de Bobigny.

Weil, Andrew, M. D.(1995). Spootaneons Healing Alfired A. Knopf. Inc.

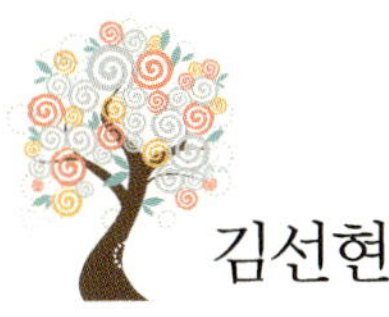 김선현

한양대학교 대학원 이학박사
한양대 미술교육대학원 미술교육학 석사
가톨릭대학교 상담심리대학원 석사
서울과학기술대학교 미술학사

차의과학대학교 미술치료·상담심리학과 교수
차병원 미술치료클리닉 교수
베이징대학교 의과대학 교환교수 역임
대한트라우마협회 회장
세계미술치료학회 회장
한·중·일 학회 회장
차의과학대학교 미술치료 대학원 원장 역임
대한임상미술치료학회 회장 역임

통합의학 안에서의 미술치료 ^{개정판}

초판인쇄   2010년 8월 30일
초판발행   2010년 8월 30일

지은이   김선현
펴낸이   채종준
기 획   이주은
마케팅   김봉환
아트디렉터   양은정
표지디자인   이효정

펴낸곳   한국학술정보(주)
주 소   경기도 파주시 교하읍 문발리 파주출판문화정보산업단지 513-5
전 화   031) 908-3181(대표)
팩 스   031) 908-3189
홈페이지   http://ebook.kstudy.com
E-mail   출판사업부 publish@kstudy.com
등 록   제일산-115호(2000.6.19)

ISBN   978-89-268-1279-2 93510 (Paper Book)
        978-89-268-1280-8 98510 (e-Book)

이담 *Books* 는 한국학술정보(주)의 지식실용서 브랜드입니다.